ÉTUDE

SUR LA RÉGÉNÉRATION

DES

NERFS PÉRIPHÉRIQUES

PAR

Le Dr Henri MARCIGUEY

Ancien interne en médecine et en chirurgie des hôpitaux de Paris,
Médaille de bronze de l'Assistance publique (externat et internat).

PARIS

G. STEINHEIL, LIBRAIRE-ÉDITEUR

Successeur de H. LAUWEREYNS

2, RUE CASIMIR-DELAVIGNE, 2

1886

ÉTUDE

SUR LA RÉGÉNÉRATION

DES

NERFS PÉRIPHÉRIQUES

PAR

Le Dr Henri MARCIGUEY

Ancien interne en médecine et en chirurgie des hôpitaux de Paris,
Médaille de bronze de l'Assistance publique (externat et internat).

PARIS

G. STEINHEIL, LIBRAIRE-ÉDITEUR

Successeur de H. LAUWEREYNS

2, RUE CASIMIR-DELAVIGNE, 2

1886

CONTRIBUTION A L'ÉTUDE

DE

LA RÉGÉNÉRATION

DES

NERFS PÉRIPHÉRIQUES

DIVISION DU SUJET.

La régénération est le mode de cicatrisation médiate de nerfs. Ce mot est employé depuis longtemps, mais nous montrerons que les anciens auteurs lui donnaient une signification différente de celle que nous lui attri-buons aujourd'hui.

Dans un second chapitre, nous exposerons la marche anatomique du processus réparateur, nous basant principalement sur les travaux de l'Ecole française qui semble rallier le plus grand nombre de suffrages ; nous n'omettrons pas cependant les opinions dissidentes.

Nous étudierons ensuite les conditions dans lesquelles la régénération nerveuse se forme ordinairement, et à ce propos nous parlerons des rapports qui existent entre elle et la suture nerveuse, rapports qui ont pris, dans ces derniers temps, une si grande importance.

Enfin, dans un dernier chapitre, nous chercherons à montrer par quels symptômes on peut reconnaître que la continuité anatomique et physiologique s'est rétablie dans le nerf divisé.

Pendant notre année d'internat à l'Hôtel-Dieu, dans le service de notre cher maître, M. Tillaux, nous avons pu observer longuement un malade atteint de plaie du médian et qui se guérit par régénération ; c'est ce cas qui nous donna l'idée de faire ce travail.

Nous prions M. Tillaux d'accepter le témoignage de notre reconnaissance pour les excellentes leçons qu'il nous a données cette année, et l'amitié dont il nous a honoré.

Nous remercions M. le Dr Laborde, chef des travaux physiologiques de la Faculté, pour les conseils et les renseignements qu'il nous a donnés à ce sujet.

Nous remercions également M. le professeur Béclard, doyen de la Faculté de médecine, de l'honneur qu'il a bien voulu nous faire en acceptant la présidence de cette thèse.

Que nos maîtres MM. Léon Labbé et Henri Huchard, dont les conseils nous ont été si utiles pendant nos études, veuillent bien recevoir ici l'hommage de notre reconnaissance.

CHAPITRE PREMIER.

HISTORIQUE.

L'histoire de la régénération des nerfs se confond avec celle de leur cicatrisation, jusqu'à l'époque encore voisine de la nôtre, où l'on commença à se servir du microscope dans les études anatomiques.

Le mot de *régénération* date de la fin du siècle dernier, mais les anciens auteurs, jusqu'en 1851, ne se faisaient aucune idée de la régénération nerveuse, telle que nous la concevons aujourd'hui. Pour eux, elle consistait simplement dans l'apparition, entre les deux bouts du nerf sectionné, d'un tissu nerveux de nouvelle formation, et rétablissant ainsi la continuité. Des altérations, dont le bout périphérique est le siège, il n'est nullement question.

Voyons quels sont les précurseurs d'Auguste Waller. Cruikshank, célèbre anatomiste anglais, établit le premier, en 1795, d'une manière scientifique, la réalité de la cicatrisation des nerfs.

Fontana, professeur à l'Université de Pavie, répéta ces premières expériences faites sur le pneumogastrique, et reconnut la nature nerveuse du tissu cicatriciel. Comme déduction pratique, il donna le conseil de rapprocher exactement les extrémités des nerfs sectionnés.

Cette opinion fut acceptée par Monro.

De même Haighton, observant dans ses expériences le rétablissement des fonctions du nerf après réunion de la plaie, pensa que l'agent de cette réunion ne pouvait être que du tissu nerveux.

Callisen admettait comme possible le retour des fonctions nerveuses abolies par la section, mais il le considérait comme produit par l'action des anastomoses ; il émettait ainsi le premier une théorie qui a été répétée bien des fois et qui est encore celle des adversaires de la régénération des nerfs.

Delpech, de Montpellier, qui, pendant longtemps, avait regardé comme impossible ce retour ad integrum par régénération, ayant eu quelques insuccès à la suite de sections simples pour des névralgies, admit la réalité de cette cicatrisation ; aussi, dans le traitement des névralgies, il préférait la résection à la section simple, pour ne pas s'exposer à une récidive.

La thèse de Descot faite, en 1822, avec les conseils de Béclard, est le premier travail français où les plaies des nerfs sont étudiées à l'aide d'expériences physiologiques. L'auteur établit que la cicatrice qui unit les deux bouts du nerf sectionné est formée de tissu nerveux ; le rétablissement des fonctions peut donc avoir lieu, mais il se fait, en général, lentement.

Larrey observe également la réunion des deux bouts et le retour de la fonction nerveuse.

En 1828, les belles recherches de Flourens sur la cicatrisation des plaies de la moelle et des nerfs, viennent démontrer de nouveau que des nerfs, transversalement et complètement divisés, sont susceptibles de se réunir, que le retour de la fonction, complet dans quelques cas incomplet dans d'autres, se fait bien par le tronc nerveux lésé, et non par des anastomoses.

Nous trouvons dans le Journal hebdomadaire de médecine et de chirurgie pratiques, de 1832, la traduction d'un savant mémoire de Tiedmann. Ce physiologiste pose la question de savoir si la substance qui réunit les deux portions de nerfs divisés a les mêmes propriétés qu'eux, si elle a la faculté de transmettre au cerveau les sensations qu'éprouvent les membres situés au-dessous d'elle, et de les soumettre à la sensibilité ; si cette substance peut communiquer aux membres les ordres de la volonté et leur donner ainsi le mouvement. Il résulte de ses expériences sur les animaux et d'observations faites sur l'homme, que les nerfs coupés se réunissent, que les morceaux enlevés se reproduisent par régénération de tissu nerveux interposé.

Horteloup n'admet pas les conclusions de Tiedmann ; il publie, dans le journal des Connaissances médico-chirurgicales, de 1834, un mémoire avec observations sur la non-régénération des nerfs de la vie animale. D'après lui, il n'y a pas régénération du tissu nerveux, plus qu'il n'y a retour du sang par le calibre d'une artère après sa ligature, mais la sensibilité revient par les anastomoses dont l'énergie nerveuse augmentée, supplée à l'action des nerfs divisés, comme la circulation se rétablit par la dilatation des branches collatérales. Les observations de non-régénération rapportées par Horteloup sont nombreuses, mais elles prouvent seulement que la régénération nerveuse n'est pas le seul mécanisme du retour fonctionnel et que les anastomoses peuvent quelquefois le produire.

Dupuytren, qui voit la sensibilité et le mouvement persister chez une malade à laquelle il avait réséqué le cubital pour une tumeur névromateuse, explique le fait par l'action des filets anastomotiques.

A l'étranger, la question fait beaucoup plus de progrès. Swann, 1834, dans ses expériences obtient des régénérations évidentes. Dans l'une des planches de son ouvrage, il a fait représenter deux filets nerveux de nouvelle formation, observés dans la cicatrice d'un nerf sciatique, dont il avait enlevé un pouce.

Steinruck, en Allemagne, fait connaître ses recherches sur la régénération des nerfs, et il arrive aux mêmes conclusions que l'auteur anglais.

En France, la question suit une marche rétrograde. Jobert (de Lamballe), dans ses études sur le système nerveux (1838), n'admet pas que les usages d'un nerf puissent se rétablir lorsque les deux bouts sont réunis. Jamais il n'y a trouvé de substance nerveuse dans la cicatrice. Il est vrai qu'il disposait de moyens d'investigation fort élémentaires. Cependant, il rappelle les expériences où Flourens observa le retour de la sensibilité après cicatrisation de nerfs sectionnés, il ne saurait les révoquer en doute devant l'autorité d'un pareil observateur, mais il n'a jamais pu les vérifier.

Enfin, pour clore cette première période où les expériences de physiologie avaient joué le principal rôle, citons le mémoire de Hutin sur la cicatrisation des tissus. La réunion des bouts d'un nerf sectionné ne se ferait

que par bourgeonnement du névrilème et production de
tissu cellulaire avec absence complète de tissu nerveux
dans la cicatrice. Cet auteur n'apporte d'ailleurs aucune
observation à l'appui de son opinion.

En 1851, la question entre dans une phase nouvelle
par l'emploi du microscope pour résoudre le problème
dont les physiologistes n'avaient pu donner une solution définitive.

Les communications de Waller, de Bonn, faites à
l'Académie des sciences de Paris, changèrent entièrement la question de face et donnèrent aux investigations
une direction nouvelle. Il s'agissait, ainsi que l'annonce
son auteur, d'une méthode nouvelle pour l'étude du système nerveux, applicable à la recherche de la distribution anatomique des cordons et au diagnostic des maladies du système nerveux. Elle devait être très féconde
en résultats de toute espèce.

Le procédé consistait à sectionner diverses parties du
système nerveux, soit les nerfs, soit la moelle épinière,
de manière à interrompre leur connexion avec les parties
centrales, et après avoir gardé l'animal en expérience
pendant un temps plus ou moins long, deux à trois mois,
à déterminer ensuite à l'aide du microscope les change-
ments survenus dans les parties périphériques et centrales.

Waller montre comment dégénère toute la portion
périphérique des nerfs sectionnés, par segmentation des
tuyaux nerveux, puis apparition dans leur intérieur de
granulations noirâtres complètement différentes de la
substance nerveuse.

L'auteur applique ensuite sa méthode à l'étude de la régénération des nerfs. Il rappelle d'abord que tous les débats qui ont eu lieu au sujet de la reproduction des nerfs, ont porté seulement sur la régénération des tuyaux dans la cicatrice. Tous les observateurs se sont bornés à les examiner dans ce lieu, laissant de côté l'examen du bout périphérique. C'est cependant dans cette partie que gît la difficulté, c'est là qu'il faut chercher la solution de toutes les questions de reproduction de la substance nerveuse.

Le résultat de ses expériences lui a fait reconnaître que les anciennes fibres d'un nerf divisé ne recouvrent jamais leurs fonctions originelles, et que la reproduction du nerf ne se fait pas seulement dans la cicatrice, mais jusque dans ses ramifications terminales.

Si trois mois après la section, la réunion étant faite, on examine au microscope les ramifications du nerf glosso-pharyngien d'une grenouille, on apercevra quelques fibres de nouvelle formation qu'il sera impossible de confondre, soit avec des fibres désorganisées, soit avec des fibres normales provenant d'une autre origine.

En effet, les fibres nouvelles sont pâles et transparentes, leur diamètre est très inégal, mais plus délié que celui des fibres normales; elles sont intercalées entre les fibres anciennes, mais jamais elles ne pénètrent dans l'intérieur d'un ancien tuyau.

Avant que la réunion ait eu lieu et que les fibres nouvelles soient apparues dans la cicatrice, jamais on ne découvre les traces de celle-ci, parmi les fibres désorganisées du bout périphérique.

Le bout supérieur, au contraire, ne présente aucune modification dans sa structure.

La galvanisation du bout périphérique ainsi régénéré détermine des mouvements dans les muscles soumis à son influence, preuve nouvelle de la régénération du tissu. En effet, Nasse en Allemagne, et Longet en France, avaient déjà démontré que le bout périphérique perd son excitabilité en quelques jours, et que cette perte de l'excitabilité coïncide avec les altérations fondamentales de sa structure.

Waller complète sa découverte en montrant que pour que cette régénération ait lieu, il faut que les nerfs divisés soient en rapport avec leurs centres trophiques, qui sont les ganglions spinaux pour les racines postérieures et la moelle épinière elle-même pour les racines antérieures des nerfs rachidiens. Autrement dit, la continuité doit être rétablie par réunion cicatricielle entre les deux portions d'un nerf divisé, pour que la régénération puisse se faire dans son segment périphérique.

Waller avait donc parfaitement indiqué les conditions et le mode de régénération des nerfs. Sa théorie, complétée par les observateurs qui suivirent, est encore adoptée aujourd'hui.

M. Schiff (comptes rendus de l'Académie des sciences, mars, 1854) croit que le cylindre-axe est conservé, ainsi que sa gaine la plus externe; le travail de régénération consisterait surtout dans la réapparition de la substance médullaire autour du cylindre-axe.

En 1859, MM. Philippeaux et Vulpian communiquent

à la Société de biologie leurs recherches expérimentales sur la régénération des nerfs séparés des centres nerveux. Ils admettent pleinement la régénération du bout périphérique, mais, point essentiel, celle-ci peut se produire alors même que les nerfs restent isolés de leurs centres trophiques, c'est-à-dire sans qu'il y ait eu réunion entre les deux extrémités nerveuses. Les nerfs recouvrent ainsi leur structure normale et leurs propriétés physiologiques, en vertu d'une autonomie spéciale que possède leur tissu. Ces auteurs donnent le nom de *régénération autogénique* à la restauration ainsi produite.

M. Schiff adresse la même année une note à la Société de Biologie à ce sujet. « Dans ses nombreuses expériences « il n'a jamais vu une régénération des tubes dans la « partie périphérique du nerf, s'il n'y avait déjà réunion « avec la partie centrale. »

De nouvelles expériences confirment à MM. Philippeaux et Vulpian que cette proposition est inexacte, et ils conservent leur ancienne opinion.

Mais comment se fait la régénération des nerfs?

A cette époque deux opinions sont en présence.

1º Celle de Waller, qui pensait que les nouveaux éléments passaient par l'état embryonnaire avant de présenter les caractères du tissu nerveux normal. Il n'y aurait donc aucune connexion entre les éléments du nerf ancien et ceux du nouveau.

2º Celle de Schiff, qui faisait consister la régénération dans la reproduction de la myéline autour du cylindre-axe. MM. Philipeaux et Vulpian se rangent à cette manière de concevoir les choses. Pour eux, « l'altération

« des tubes nerveux se borne en grande partie à la dis-
« parition de la matière médullaire, et le rétablissement
« de l'état normal consiste surtout dans la réapparition
« de cette matière. — D'où il suit que l'altération des
« tubes nerveux n'est pas une destruction, mais une
« modification de ces tubes, et que leur retour à l'état
« sain, physiologique n'est pas une régénération dans le
« sens propre du mot, mais une simple restauration. »

Nous verrons plus loin que M. Vulpian a conservé cette opinion jusqu'en 1871.

Dans ce long mémoire nous trouvons en outre des renseignements très importants sur les diverses conditions dans lesquelles la régénération peut avoir lieu. Ainsi, elle se produit d'autant plus vite que l'animal en expérience est plus jeune.

Un intervalle de 2 et même 3 centimètres n'est pas toujours un obstacle suffisant pour empêcher la continuité de se rétablir entre les deux segments par l'intermédiaire d'éléments nerveux adventifs.

Lorsqu'un nerf est simplement coupé en travers, la jonction intime des deux bouts a quelquefois lieu avec une grande rapidité, en quelques jours.

La régénération suit alors une marche d'autant plus rapide que les nerfs sont déjà rentrés par la réunion des bouts disjoints sous l'influence de leurs centres trophiques.

Cette influence peut s'exercer sur le segment périphérique d'un nerf, non seulement par son bout central mais encore par l'intermédiaire du bout central d'un nerf voisin.

C'est ainsi que ces auteurs ont observé la régénération du bout périphérique de l'hypoglosse soudé au bout central du pneumogastrique, celle du bout périphérique du lingual uni au bout central de la branche externe du spinal.

Dans ces cas les excitations du bout central se propageaient à la partie nerveuse périphérique; il est permis de penser que l'influence régénératrice se transmettait de la même façon.

Comme conséquence pratique, ce travail montrait que la régénération se produisait plus rapidement, en raison directe du rapprochement des segments. il autorisait donc à pratiquer la suture nerveuse sur l'homme. Quelques années après, cette conduite commence à être adoptée par les chirurgiens.

Les conclusions de ce mémoire furent combattues par O. Landry dans une note adressée au Moniteur des Sciences médicales, octobre 1859. Jamais il n'a vu dans ses expériences se rapprocher spontanément les bouts d'un nerf divisé, ni se régénérer le bout periphérique alorsqu'il restait séparé du bout central. Cela prouvait simplement qu'il n'avait pas réussi dans ses expériences. Mais il soulève ensuite un argument fort important; à savoir que le manque d'influx nerveux moteur détermine une dégénérescence dans les muscles qui perdent leurs fonctions. En sorte que, même si les nerfs se régénèrent, il devient impossible, vu l'atrophie graisseuse des muscles, de constater physiologiquement le retour de leurs fonctions motrices.

Les recherches de M. Vulpian sur l'influence des

lésions traumatiques des nerfs sur les propriétés physiologiques et la structure des muscles comblèrent plus tard cette lacune.

Cependant la description des phénomènes anatomiques de dégénération, puis de régénération, faite par Waller, ne fut pas confirmée par les histologistes. On admet généralement la persistance du cylindre-axe.

D'après Remak, le cylindre-axe persisterait dans la gaine de Schwann pendant la période de dégénération, puis il s'hypertrophierait et par segmentation longitudinale donnerait naissance à des tubes nerveux plus minces.

D'après Neumann la myéline et le cylindre-axe disparaissent dans le segment périphérique, confondus en une seule masse. La régénération consisterait en une différenciation nouvelle de ces deux éléments, la matière du cylindre-axe reprenant sa forme première, et la matière de la myéline redevenant myéline.

Telles sont les principales opinions sur l'anatomie pathologique des processus de dégénération et de régénération nerveuses.

En 1864, nous entrons dans le domaine de la pathologie humaine.

Laugier communique à l'Académie des sciences un fait de suture nerveuse pour une plaie du médian, suivie quelques jours après du retour presque complet des fonctions de ce nerf; du moins le résultat semblait tel au professeur de l'Hôtel-Dieu.

Une observation semblable de Nélaton est présentée à la Société de Chirurgie. Ce sont-là les premiers exemples de suture nerveuse faite avec un succès apparent chez l'homme. Ils montraient que la suture était loin d'amener les dangers dont on l'accusait. Ils soulevaient en outre une question de physiologie à laquelle il était difficile de répondre.

Par quel mécanisme ce retour des fonctions se produisait-il?

Il ne pouvait s'agir ici de régénération, laquelle s'accomplit toujours lentement.

Laugier attribuait le rétablissement de la circulation nerveuse à l'abouchement plus ou moins exact des tubes coupés dans les deux portions du nerf. Il était ainsi le seul auteur à admettre la réunion nerveuse par première intention.

Jules Guérin, qui analyse, dans la Gazette médicale, le cas de Laugier, rapporte des expériences personnelles sur le même sujet. Dans une première série, il croit obtenir la réunion immédiate, il observe le rétablissement de la sensibilité dès le quatrième et le cinquième jour; le rétablissement de la motilité se montre beaucoup plus tardivement.

Nous croyons que ces deux auteurs se sont trouvés les premiers jours en présence de sensibilité et de mobilité suppléées.

Dans une seconde série d'expériences, le retour des fonctions n'est obtenu qu'au bout de plusieurs mois; ici, il ne peut y avoir aucun doute au sujet de la régénération.

La même année, une discussion importante s'élève à la Société de Chirurgie, à propos de la réunion entre les segments de nerfs réséqués pour des névralgies.

MM. Verneuil et Broca refusent de croire au rétablissement de la continuité entre les deux portions ; pour eux le retour des fonctions doit être attribué à l'action des anastomoses.

Diverses observations de résections nerveuses, suivies à longue échéance du retour de la sensibilité et de la motilité dans la portion périphérique du nerf, sont rapportées devant la Société, mais aucun chirurgien ne semble croire en pareil cas à la régénération. Cependant les expérience de MM. Philipeaux et Vulpian sont citées, mais personne ne veut en faire l'application à la pathologie humaine, on tendait plutôt à admettre la réunion immédiate des nerfs divisés.

Eulenburg et Landois (1865) pour faire la critique de ces observations, pratiquèrent la suture sur des nerfs qu'ils venaient de diviser. Jamais ils n'observèrent de restauration immédiate ; dans toute leurs expériences le segment périphérique fut trouvé dégénéré.

Magnien (1866) sous la direction de M. Chauveau, répète les expériences de MM. Philipeaux et Vulpian. Comme eux il reconnaît la régénération du bout périphérique lorsque la réunion s'est faite avec le bout central ; il l'attribue à l'influence, trophique des centres nerveux. Toutefois, il n'admet pas la régénération autogénique.

Jamais il n'a vu se régénérer un nerf restant séparé de son centre trophique.

Dans un chapitre spécial, il étudie au point de vue expérimental la suture nerveuse, que la communication de Laugier avait mise à l'ordre du jour. Il a pratiqué de

Marciguey. 2

nombreuses expériences sur des chevaux, sans jamais obtenir la réunion immédiate ni le retour des fonctions, mais il n'observe pas de complications à la suite de ces sutures. En conséquence il conclut à l'utilité de la suture nerveuse, la réunion se faisant d'autant plus vite que les bouts sont moins écartés. Il en est de même pour la régénération.

En 1866, M. Tillaux dans sa thèse d'agrégation expose d'une manière très complète l'état de la science à ce sujet. Il se montre partisan de la théorie de Waller, et expose avec beaucoup de clarté les conditions qui favorisent cette régénération, conditions sur lesquelles les physiologistes avaient peu insisté.

M. Tillaux consacre un chapitre à la suture des nerfs, question alors à l'étude et qui présente aujourd'hui pour ainsi dire une nouvelle actualité. Il établit d'abord que l'opinion de Eulenbourg et Landois est exagérée ; on sait que ces auteurs accusaient la suture de causer de véritables désastres. Les expériences de MM. Philipeaux et Vulpian montrent qu'il n'en est rien chez les animaux et les faits de Laugier et de Nélaton prouvent qu'elle est également bien supportée par l'homme. Elle diminue notablement la durée de la régénération totale. Elle doit donc être employée dans les plaies des nerfs portant sur un tronc important, avec ou sans perte de substance. Les règles opératoires que donne ce chirurgien pour pratiquer la suture nerveuse sont encore employées aujourd'hui.

M. Laveran (1867) rapporte dans sa thèse inaugurale des expériences très-démonstratives de régénération nerveuse. Celle-ci serait impossible lorsque les deux bouts du nerf coupé sont trop écartés, il n'admet donc pas la théorie de l'autogénie, proposée par M. Vulpian. Disons cependant qu'il se base sur une seule expérience pour la rejeter.

La réparation dans le segment périphérique du nerf ne commence que quand la continuité s'est rétablie avec le segment central; elle se fait donc du centre à la périphérie et consiste essentiellement dans la réapparition de la myéline autour du cylindre-axe resté intact dans la gaine de Schwann.

L'histoire de la régénération nerveuse se mêle intimement aux progrès de la physiologie. Ce n'est que par une étude approfondie des fonctions des nerfs, des divers modes de sensibilité et de motilité qu'on peut affirmer qu'il s'agit dans tel cas de régénération et non d'autre chose. La sensibilité et la motilité peuvent être en apparence et même complètement conservées sur le territoire d'un nerf coupé, sans qu'il s'agisse pour cela de régénération. On ignorait ces questions de physiologie, lorsque M. Paulet en 1869 présenta à la Société de Chirurgie son mémoire sur les suites immédiates ou éloignées des lésions traumatiques des nerfs.

Il montre la contradiction qui existe entre les résultats obtenus par l'expérimentation et les faits d'observation clinique. La physiologie enseigne que le retour des fonctions d'un nerf coupé se fait par une véritable cicatrice nerveuse au niveau de la section, et par la régénération du bout inférieur. Cependant il ne semblerait pas toujours en être ainsi. En effet, les faits contenus dans ce mémoire

sont remarquables en ce que, dans les uns le rétablissement des fonctions a lieu bien avant l'époque fixée par
les physiologistes, tandis que dans les autres la sensibilité et le mouvement ont reparu, quoique la perte de substance faite au tronc nerveux n'ait pas été réparée,

M. Paulet avec tous les auteurs n'admet pas la restauration immédiate du nerf divisé. Les faits qu'il rapporte
tendraient donc à démontrer qu'une partie du corps peut
conserver sa sensibilité, bien que le trou nerveux qui
s'y distribue ne communique plus avec l'encéphale.

Telle était la conclusion de M. Tillaux dans le rapport
qu'il fit de ce mémoire devant la Société de Chirurgie.

Personne n'apporta la solution du problème dans la
discussion qui suivit. Broca, Liégeois essayèrent de l'expliquer par l'action des anastomoses, mais la pluspart
des membres de la société restèrent dans la réserve.

Les faits rapportés par M. Paulet étaient complexes,
et forts différents les uns des autres. Une même explica-
tion ne pouvait suffire pour tous. De plus dans aucun
l'examen de la cicatrice n'avait été fait au microscope.
Peut-être en y cherchant bien, aurait-on pu y trouver des
fibres nerveuses suffisantes pour expliquer la régénération.

En 1869, les expériences de Arloing et Tripier, expli-
quent la persistance de la sensibilité dans le bout périphérique des nerfs des membres. Celle-ci est due à des
fibres récurrentes anastomotiques venues des nerfs voisins. Cette connaissance nouvelle pouvait servir à expliquer certains faits restés obscurs, entre autres celui de

M. Richet, où la sensibilité persistait sur le bout périphérique du médian.

Il était intéressant de savoir ce que deviennent les
muscles après cessation de leurs rapports avec leurs
nerfs moteurs.

M. Vulpian en 1871 répondit à ce desideratum par ses
recherches relatives à l'influence des lésions traumatiques des nerfs sur les propriétés physiologiques des
muscles.

Il démontre que l'excitabilité des muscles dont les
nerfs ont été coupés diminue avec une grande rapidité
dans les jours qui suivent, comme cela avait déjà été
indiqué par Longet, par Duchenne (de Boulogne) et plusieurs autres observateurs, mais elle ne disparaît pas
dans ces conditions, tant que le muscle n'a pas été détruit
par atrophie.

Réciproquement, lorsque le nerf commence à se régénérer on voit réapparaître la contractilité dans des muscles qui en avaient d'abord été dépourvus; il suffit de
les exciter au travers la peau avec des courants inter-
rompus ou continus.

Chez les cobayes les attaques épileptiques provoquées
disparaissent lorsque le nerf est régénéré.

Dans ce mémoire, M. Vulpian, éclairé par les travaux
de M. Ranvier, revient sur l'opinion qu'il avait jusqu'ici
défendue, à savoir que les fibres nerveuses dégénérées
conservaient leur cylindre-axe, il reconnaît qu'il fait
constamment défaut, lorsque la section date de six semaines, et que la fibre nerveuse est réduite à son périnèvre et à la gaine de Schwann plissée sur elle-même.

La régénération des fibres nouvelles se fait aux dépens des anciennes fibres par pénétration d'un nouveau cylindre-axe s'entourant de myéline, dans les anciennes gaines de Schwann.

De même que les nerfs, les muscles qui se sont atrophiés à la suite des lésions des cordons nerveux moteurs peuvent se régénérer lorsque la communication anatomique et physiologique est rétablie entre les segments du nerf. La régénération des nerfs et des muscles est plus rapide, lorsque les nerfs moteurs ont été écrasés, liés contondus, que lorsqu'ils ont été coupés transversalement.

Depuis cette époque, rien de nouveau n'a été ajouté à ce sujet à propos des altérations musculaires.

En 1873, le professeur Létiévant, de Lyon, dans son Traité des sections nerveuses, propose une nouvelle théorie, celle de la *suppléance sensitivo-motrice*, pour rendre compte de quelques phénomènes immédiats, consécutifs à la section des nerfs. En effet, il reste toujours, sur le territoire d'un nerf, de la sensibilité quand la division a porté sur un nerf sensitif, de la motilité, si c'est un nerf moteur; l'une et l'autre de ces fonctions, si c'est un nerf mixte.

Ces fonctions motrices et sensitives, considérablement amoindries résultent d'agents étrangers au nerf sectionné : muscles, anastomoses, papilles nerveuses.

La sensibilité suppléée résulte, ainsi que son nom l'indique :

1° De la présence dans le département paralysé de filets nerveux qui proviennent d'anastomoses plus ou moins connues ;

2° De la perception de certaines impressions par ébranlement à distance de papilles nerveuses voisines, et appartenant à des nerfs sains.

La motilité peut être suppléée dans la région paralysée par des muscles dont l'innervation est restée normale.

Létiévant admet le retour des fonctions par régénération du nerf sectionné, il en fixe la date d'apparition du douzième au quinzième mois, mais cette période de régénération est toujours précédée d'une période de suppléance sensitivo-motrice.

CHAPITRE II

Nous supposons la cicatrice formée et la continuité du nerf rétablie.

Deux cas peuvent se présenter.

1° Il n'y a pas eu d'écartement entre les deux segments. Dans ce cas, on observe au niveau de l'ancienne plaie une petite nodosité de grosseur variable, mais ne dépassant pas en général les dimensions d'un haricot, et dans laquelle les deux bouts du nerf viennent se souder.

2° Il s'est produit un écartement de 1 à 2 centimètres, entre les extrémités nerveuses.

Nous prendrons pour type de notre description le médian de notre malade, le seul qu'il nous ait été permis d'observer directement.

Le bout central conserve son volume normal, sa coloration est la même que sur un nerf sain; il est terminé par un renflement du volume d'un haricot. De ce renflement part une bande effilée, longue de 1 centimètre 1/2 environ, formée d'un tissu blanchâtre; elle relie le bout central au bout périphérique avec lequel elle se continue directement. Celui-ci, sur une longueur de 2 centimètres, est un peu plus mince qu'à l'état normal, sa coloration est un peu plus foncée que celle du bout supérieur. Plus bas, il reprend son aspect ordinaire.

Le nerf ainsi disposé est entouré de tissu cellulaire assez ferme, de nouvelle formation, qui superficiellement adhère à la peau.

Il eût été intéressant d'examiner à la fin du troisième mois l'état d'un nerf en voie de régénération. Mais une telle expérience n'était pas permise chez l'homme: la plaie fut donc refermée. On trouvera, observation III, l'histoire de ce malade.

L'anatomie pathologique du processus de régénération a été complètement décrite par M. Ranvier dans ses leçons de 1877; aujourd'hui le savant professeur du collège de France conserve la même opinion qu'il y a sept ans. Ce sont donc les idées de M. Ranvier que nous adopterons comme base de notre description. Nous montrerons ensuite en quoi elles diffèrent des théories admises à l'étranger, spécialement en Allemagne, où d'importants travaux ont été faits sur ce sujet depuis 1880.

Les nombreuses expériences de M. Ranvier ont porté sur le lapin, le cochon d'Inde et le rat. Les nerfs sectionnés ont été le sciatique et surtout le pneumogastrique, à cause de l'innocuité de sa section d'un seul côté, et de sa structure anatomique simple.

Les colorations ont été faites à l'acide osmique.

Les phénomènes de régénération sont déjà marqués sur un pneumogastrique 60 jours après la section.

Si à cette époque on prend soin de dénuder le nerf, on constate qu'au niveau de la section il s'est produit un filament cicatriciel; à l'extrémité du segment central se

montre un bourgeon ; il en existe un semblable à l'extrémité du segment périphérique. Etudions maintenant
chacune de ces parties.

Le segment périphérique présente encore un grand
nombre de fibres dégénérées : les unes sont pâles, munies
de noyaux de distance en distance ; les autres présentent sur leur trajet des renflements contenant des boules
de myéline. A côté de ces fibres on en remarque d'autres
qui possèdent par places des boules de myéline et à l'intérieur desquelles il y a un tube nerveux régénéré. Ce
tube est grêle, son diamètre ne dépasse pas 4 millièmes
de millimètre, les étranglements sont à une distance de
150 millièmes de millimètre au lieu de 1 millimètre. Ces
étranglements annulaires très-nets sont beaucoup plus
rapprochés que ceux des tubes nerveux normaux.

Cette seule observation suffit à prouver que ces tubes
grêles sont de nouvelle formation, puisqu'ils ont des
segments interannulaires d'une longueur spéciale.

Dans quelques-unes des anciennes fibres, on peut observer plusieurs tubes nerveux nouveaux.

Du 100ᵉ au 160ᵉ jour, on rencontre dans le segment
périphérique des tubes nerveux à myéline de nouvelle
formation, qui ne sont pas contenus dans les anciennes
gaines de Schwann, ils sont absolument libres.

Bien que semblables à ceux d'un nerf normal, ils ont
un diamètre moindre ; leurs étranglements sont également plus rapprochés. Ils sont souvent accompagnés de
fibres nerveuses sans moelle qui les côtoient, ou s'enroulent autour d'eux.

Enfin quelques tubes nerveux nouveaux, au niveau

d'un étranglement annulaire, donnent naissance à deux tubes nerveux qui se dirigent vers la périphérie.

On trouve encore des tubes qui sur certains points présentent une gaine de myéline, tandis qu'ils en sont dépourvus sur d'autres.

Le segment cicatriciel est toujours constitué par un nombre considérable de petits faisceaux nerveux ; ils contiennent des tubes à myéline et des fibres sans myéline. Les fibres nerveuses, dépourvues de myéline, subissent dans la cicatrice une transformation graduelle, et vers le 160ᵉ jour elles présentent toutes de la myéline, et des étranglements annulaires très accusés.

Les faisceaux nerveux du segment cicatriciel s'entre-croisent dans tous les sens, quelquefois ils s'anastomosent entre eux.

Le segment central, au-dessus du bourgeon qui le termine, ne présente pas de modifications notables.

Le bourgeon central, fort intéressant à étudier, présente les premiers phénomènes de régénération.

Les cylindres-axes, au lieu d'être détruits comme dans le segment périphérique, sont au contraire conservés et augmentés de volume.

Du 20ᵉ au 60ᵉ jour les phénomènes de régénération commencent à se dessiner ; on y observe les dispositions suivantes : celles-ci sont variées, comme il suit :

1° D'un tube nerveux ancien, terminé par un léger renflement, se dégage dans la même direction un tube à moelle grêle et entouré d'une masse granuleuse comblant l'espace qui le sépare de la gaine de Schwann.

2° De l'extrémité d'un ancien tube partent en même

temps plusieurs tubes à myéline plus petits qui s'enroulent les uns autour des autres.

3° D'un ancien tube part un tube grêle qui, après un court trajet, donne naissance à deux tubes qui se subdivisent de la même façon, de sorte que l'ancienne gaine de Schwann s'élargit et contient un certain nombre de tubes grêles.

L'union du bourgeon central avec le segment cicatriciel se fait par l'intermédiaire des petits faisceaux de ce segment qui se continuent à plein canal avec les derniers tubes nerveux du bourgeon central.

L'ancienne membrane de Schwann ne dépasse pas le bourgeon central ; la nouvelle gaine des faisceaux du segment cicatriciel se constitue probablement aux dépens des cellules lymphatiques et connectives du tissu cicatriciel.

Le bourgeon périphérique est constitué par des gaines de Schwann contenant çà et là des amas ovoïdes de myéline et de granulations graisseuses. Les tubes nerveux dégénérés de ce bourgeon présentent sur toute leur longueur des granulations graisseuses très fines ; ce caractère permet de les distinguer des fibres nouvelles venues du segment cicatriciel qui ne présentent pas de granulations autour d'elles.

En résumé, d'après M. Ranvier, les phénomènes de dégénération, chez un chien, sont très apparents dès le quatrième jour dans le segment périphérique. La myéline devient granuleuse, se tasse en petites boules ; en même temps l'on observe la prolifération des éléments protoplasmiques de ce segment : cellules lymphatiques, cellules conjonctives, cellules endothéliales des vaisseaux et des gaines lamelleuses. Le cylindre-axe des fibres nerveuses apparaît coupé en différents points par les éléments proliférés du protoplasma et finalement il disparaît d'une manière complète.

A leur tour, les éléments protoplasmiques hypertrophiés subissent une infiltration granulo-graisseuse.

Ces modifications s'étendent dans toute la longueur du segment périphérique, depuis le niveau de la section jusqu'aux terminaisons du nerf.

Le segment central ne présente d'autres modifications que son bourgeon terminal. Les cylindres-axes de ses tubes sont le point de départ de la régénération ; en effet, ils s'hypertrophient, donnent naissance par segmentation longitudinale à de nouveaux tubes nerveux, qui plus tard s'entourent de myéline.

Ces fibres nerveuses nouvelles se prolongent à travers le segment cicatriciel jusqu'au segment périphérique et y pénètrent, soit dans les anciennes de Schwann, soit entre ces gaines où elles se montrent isolées ou groupées en faisceaux.

La régénération se fait donc du centre à la périphérie ; elle est sous la dépendance des cellules nerveuses des centres trophiques, ainsi que l'ont démontré depuis longtemps les expériences des physiologistes. Elle se fait par l'intermédiaire des cylindre-axes, prolongements de ces cellules, et elle commence dans le point où la communication est interrompue avec les centres trophiques, c'est-à-dire au niveau de la section nerveuse.

Cette description que M. Ranvier a donnée de la régénération des nerfs, semble avoir en France fixé la science sur ce point. Ce mode de réparation est encore admis aujourd'hui par tous les hommes qui croient à la régénération des nerfs.

En Allemagne, ces idées ont été également adoptées, sauf quelques modifications à propos de la régénération. En effet, un certain nombre d'auteurs, tels que Gluck, Langenbeck, Falkenheim, Tilmans, Wolberg, pensent que dans certaines conditions la dégénération du bout périphérique d'un nerf sectionné peut être évitée. Cette opinion est basée sur certain nombre d'expériences et de faits cliniques probants. Il ne saurait donc être question de régénération. Ces recherches ont été faites à propos de la suture nerveuse et de la réunion immédiate par première intention des plaies des nerfs. Nous ne pouvons à cette place discuter ce sujet, nous en parlérons à propos de la régénération après suture nerveuse.

En 1882 et en 1885, le professeur Vanlair, de Liège, consacre à la régénération des nerfs deux importants mémoires, qui confirment entièrement les idées de M. Ranvier.

Ces recherches ont été faites à l'aide d'un procédé nouveau, conseillé par Gluck, la suture tubulaire avec le drain d'osséine, substance qui se résorbe au milieu des tissus de la même façon que le catgut. Les deux extrémités du nerf sont introduites et suturées dans ce drain en laissant entre elles un intervalle déterminé au gré de l'opérateur. Le travail réparateur se produit d'autant mieux dans ce tube, qu'il n'est pas gêné par la compréssion des parties voisines, et que les surfaces nerveuses sont directement en présence.

M. Vanlair partage l'opinion de ses devanciers sur le point de départ et le mode de régénération : elle est essentiellement due à la prolifération des éléments nerveux du bout central par fissiparité des cylindres-axes, formation d'une gaine nouvelle de myéline, et scissiparité secondaire des nouvelles fibres nerveuses.

Ce travail de néo-formation commence de un centimètre et demi à deux centimètres et demi au-dessus de l'extrémité inférieure du bout central.

C'est dans cette multiplication des fibres qu'il faut chercher la cause principale de la formation du névrome terminal du bout central.

Ce névrome est formé d'un tissu conjonctif épais et de nombreuses fibres nerveuses se mêlant en un lacis inextricable.

De volume variable, sa forme est plus ou moins conique, sa portion inférieure est effilée ; cela tient à ce qu'un grand nombre des fibres du nevrome se perdent en route. Les unes, dit M. Vanlair, rencontrent devant elles un obstacle insurmontable, se terminent à ce niveau ; d'autres vont s'égarer dans le tissu de cicatrice de l'interstice : quelques-unes même semblent vouloir, par une sorte de récurrence, regagner leur point de départ. Enfin, le stroma conjonctif y subit une atrophie manifeste.

Sa longueur est de cinq à dix millimètres en moyenne. Ce névrome de régénération offre une grande ressemblance de structure avec les névromes d'amputation :

même enchevêtrement inextricable des fibres jeunes (Hayem et Gilbert).

Dans un cas, M. Vanlair a vu se détacher d'un névrome une petite branche nerveuse formée de faisceaux nouveaux, et allant se perdre dans les muscles ambiants.

Vers l'extrémité du névrome on voit des fibres nerveuses se réunir en fascicules qui constituent le nerf nouveau, émergeant du névrome. Ce nerf est plus grêle que le bout central ; ses fibres se dirigent vers le bout périphérique où elles pénètrent dans l'interstice des anciennes fibres.

M. Vanlair admet que les fibres du bout périphérique subissent constamment la dégénération.

Lorsque cinq jours après la section, au minimum, on y rencontre des tubes vivants, ces derniers sont des élé·ments originaires du bout central, ou bien des fibres récurrentes (Vanlair). Nous trouvons là une confirmation des recherches de MM. Arloing et Tripier qui avaient déjà signalé la présence de fibres récurrentes vivantes au milieu des fibres mortes du bout périphérique.

Le révivification de ce segment se fait, ainsi que nous l'avons déjà dit, par la pénétration des fibres émanées du moignon central, lesquelles se prolongent après des mois et même des années, jusqu'aux extrémités musculaires et cutanées de la branche nerveuse.

Si une première régénération peut s'effectuer d'une manière aussi satisfaisante, il n'en est pas de même quand on cherche à provoquer dans un nerf dégénéré par une seconde section, une restauration nouvelle.

M. Vanlair n'a pu réussir, en pareil cas, qu'à obtenir une régénération limitée à une courte étendue. Nous devons dire que les chiens qui ont servi dans ces nouvelles expériences ont présenté des complications ayant empêché le succès de l'opération. Cependant, dans de meilleures conditions, il semble possible d'obtenir sur un même animal une nouvelle série de régénérations.

Il résulte de tout ce qui précède qu'au point de vue anatomique, la régénération des nerfs est un fait certain établi sur des bases indiscutables. Les différences d'opinion des auteurs portent sur l'interprétation du mode de régénération, mais non sur la réalité même du fait.

CHAPITRE III

DE LA RÉUNION DES NERFS SECTIONNÉS.

L'exposé anatomique qui précède nous conduit à étudier la mode de cicatrisation des plaies nerveuses. Le problème au premier abord semble très simple. La physiologie et l'histologie nous enseignent en effet qu'un nerf séparé de son centre nutritif dégénère fatalement; mais au travail dégénératif se substitue un processus marchant en sens inverse, destiné à rétablir la continuité entre les deux segments du nerf, et assurant ainsi le retour ad integrum au double point de vue anatomique et fonctionnel. En un mot, la régénération s'est produite dans la portion périphérique du nerf, et elle a mis de longs mois à s'effectuer. Il y a donc eu ici réunion médiate ou secondaire.

Mais en est-il toujours ainsi ? C'est ici que commencent les dissidences. Certains auteurs ont montré que la réunion de la plaie nerveuse pouvait se former par première intention, avant même que le temps nécessaire à l'accomplissement de la dégénérescence se soit écoulé.

On a donc distingué pour les sections nerveuses, comme pour celles des autres tissus, deux modes de guérison.

1° La réunion médiate ou secondaire.

2° La réunion immédiate, ou par première intention.

La réunion secondaire fait essentiellement partie de

notre sujet, car il est facile de se rendre compte que la régénération nerveuse en est le principal agent, nous y consacrerons donc un chapitre spécial. Mais auparavant, nous parlerons brièvement de la réunion immédiate, pour bien montrer la différence qui existe entre elles.

DE LA RÉUNION IMMÉDIATE.

La question de la réunion immédiate en neurologie a été de nouveau soulevée dans ces dix dernières années à propos de la suture des nerfs.

Nous adopterons comme définition celle du professeur Vanlair, qui nous a paru être la plus compréhensive. *Il faut entendre par réunion immédiate le rétablissement très rapide de la continuité anatomique et physiologique par l'interposition d'éléments nerveux de nouvelle formation en communication directe avec les anciennes fibres restées vivantes des deux segments du nerf divisé.*

Il nous semble que les termes du problème ne peuvent être posés d'une autre façon. En effet, si petit qu'il soit, il existe toujours un certain intervalle entre les extrémités nerveuses sectionnées, et celui-ci doit nécessairement être comblé par du tissu nerveux, sans quoi le rétablissement fonctionnel ne pourrait se produire. De plus il faut que cette réunion soit très rapide, c'est-à-dire, qu'elle ait lieu en moins de cinq jours, car nous savons qu'à cette date on trouve dans le bout périphérique des lésions dégénératives déjà avancées.

Le seul procédé de réunion employé jusqu'ici a été la suture.

La réunion par première intention des deux bouts d'un nerf peut-elle être ainsi obtenue?

Niée par les uns, elle est affirmée par les autres.

Ranvier, cherchant à vérifier les résultats annoncés par Bakowiecki, n'a pu l'obtenir, malgré les précautions minutieuses qu'il avait prises.

Falkenheim, opérant avec le plus grand soin, n'a réussi chez aucun des vingt-trois animaux mis en expérience.

Il a vu se produire d'une manière constante la dégénération du bout périphérique.

Hehn, dont les recherches ont porté sur plus de 40 animaux, n'est jamais parvenu à constater pendant les cinq ou six semaines qu'a duré l'observation, le moindre rétablissement de la fonction du nerf.

D'autres expérimentateurs ont au contraire obtenu des résultats positifs; nous nous contenterons d'en citer quelques-uns, ne voulant pas faire ici l'histoire de la suture nerveuse.

Bakowiecki, employant la suture au catgut, a obtenu chez des animaux la réunion par première intention et la restitution fonctionnelle immédiate.

Gluck, en 1878, dans une première série d'expériences, a vu des poules marcher aisément 48 heures après qu'il leur avait sectionné le sciatique, de telle façon que la cohésion des fibres nerveuses ne fût plus maintenue que par le périnèvre. D'autre part, quand le sciatique, entièrement divisé, était soigneusement suturé, le rétablissement fonctionnel était déjà opéré au bout de 70 heures. D'après cet auteur, la dégénérescence qui survient dans les tronçons nerveux non sectionnés paraît empêchée par leur suture immédiate.

En 1880, au neuvième congrès de la Société Allemande de chirurgie tenu à Berlin, Gluck communique des expériences très curieuses de névroplastie pratiquées sur des poules ; il leur réséquait un tronçon de 3 et 4 centimètres du sciatique et suturait dans l'espace libre un fragment de longueur égale d'un sciatique de lapin. Au bout de onze jours, on pouvait déjà constater le rétablissement de la conductibilité à travers la greffe, car l'excitation isolée du sciatique produisait des contractions dans les muscles innervés par le bout périphérique de ce nerf.

La condition indispensable à la réussite de ces expériences est, d'après Gluck, la réunion par première intention des extrémités nerveuses.

Johnson a cherché à combler les solutions de continuité des nerfs en déposant des fragments de nerfs empruntés à des espèces animales différentes entre les deux bouts de nerfs sectionnés, mais il n'a pu obtenir le rétablissement de la conductibilité au travers la cicatrice ainsi obtenue.

L'année suivante, Wolberg, se fondant sur un fait expérimental, et sur des observations cliniques, admet qu'il peut y avoir, en cas de section nerveuse traitée par la suture, réunion par première intention, soit parce que les tubes nerveux se soudent bout à bout, soit parce qu'il se forme entre ces tubes un tissu nerveux qui les réunit, mais sans que les nerfs aient été dégénérés. La régénération ne peut survenir que lorsqu'il y a eu dégénérescence, et celle-ci demande un temps beaucoup plus long pour s'accomplir.

Si maintenant nous empruntons des exemples à la pathologie humaine, nous n'avons pour ainsi dire que l'embarras du choix parmi les nombreux cas de suture nerveuse qui ont été publiés dans ces cinq dernières années.

Nous citerons comme exemple de réunion nerveuse immédiate l'un des cas communiqués par notre cher maître M. Tillaux à l'Académie des sciences le 26 juin 1884.

« Caroline S..., 23 ans, le 2 novembre 1883, en nettoyant des vitres, se fit une plaie transversale profonde à la face antérieure du poignet droit; le nerf médian fut sectionné complètement. On ne pratiqua pas de suture primitive. La plaie guérit, mais il resta une paralysie absolue de toutes les parties de la main innervées par ce nerf.

Le 4 mars 1883, c'est-à-dire quatre mois après l'accident, cette jeune fille, incapable de travailler pour gagner sa vie, entra dans mon service à l'hôpital Beaujon, demandant qu'on lui rendît l'usage de sa main droite. Voici ce que nous révéla une exploration minutieuse et bien des fois répétée : au poignet existe une cicatrice rectiligne, transversale, douloureuse à la pression; on sent à ce niveau une saillie nette, constituée probablement par le bout central du nerf sectionné. La face palmaire du pouce, de l'index, du médius, de l'éminence thénar, ainsi que la face dorsale des deux dernières phalanges de l'index et du médius sont totalement insensibles au contact, à la douleur et à la température. L'anesthésie est moins marquée, bien que très manifeste, sur la moitié externe de l'annulaire. La malade peut, sans éprouver la moindre sensation, plonger dans l'eau bouillante l'extrémité des doigts paralysés, ou bien ramasser des charbons ardents. Les muscles de l'éminence thénar sont atrophiés, et le mouvement d'opposition du pouce est aboli. Des troubles trophiques existent sur l'index et le médius. Cette exploration délimite donc exactement la paralysie du territoire innervé par le médian.

Ajoutons que les parties paralysées sont plus froides que celles du côté opposé et que la peau présente une teinte légèrement violacée.

L'opération suivante fut pratiquée le 19 mars. La malade étant chloroformée, les deux bouts du médian furent mis à découvert à l'aide d'une incision verticale. Ils étaient distants l'un de l'autre de un centimètre environ. Le bout central était renflé, le bout périphérique effilé.

Chacun d'eux fut excisé à son extrémité avec des ciseaux, de façon à obtenir une surface de section franche et de même diamètre. Ensuite, sans se servir des pinces qui eussent pu contusionner les tubes nerveux, une aiguille très fine, armée d'un crin de Florence, fut passée d'un bout à l'autre, le fil introduit de façon qu'il ne pût s'interposer entre les deux bouts du nerf. Il fut serré doucement jusqu'à juxtaposition parfaite des deux surfaces de section, évitant soigneusement que le névrilème se repliât vers l'axe du nerf. Le fil fut noué, coupé à ras du nœud et abandonné dans la plaie. La plaie extérieure fut drainée, réunie avec les fils d'argent et recouverte d'un pansement de Lister. La main de la malade fut immobilisée dans la flexion et maintenue ainsi pendant huit jours sans qu'il fût touché au pansement; au huitième jour la réunion était complète. Que s'était-il passé du côté du médian? Dès le deuxième jour, la malade accuse des picotements, des élancements sur la face palmaire de l'index et du médius. Le troisième jour, l'index et le médius sentent suffisamment le contact d'une épingle qu'on promène doucement à leur surface.

La sensibilité reparaît de plus en plus les jours suivants.

Bref, le 1er mai, six semaines après l'opération, la malade demande sa sortie. La sensibilité et les mouvements sont revenus à ce point qu'elle travaille à l'aiguille et au crochet. Elle se sent en état de reprendre sa profession, les troubles trophiques ont disparu. »

Dans le courant de l'année 1885, nous avons eu plusieurs fois occasion de revoir cette malade, la guérison ne s'est pas démentie un seul instant et aujourd'hui (décembre), il ne reste aucune trace de son affection ancienne.

Nous pourrions rapporter d'autres observations de sutures des nerfs, suivies de succès immédiat, mais nous dépasserions ainsi les limites que nous nous sommes tracées. On trouvera d'ailleurs, dans une excellente revue, publiée par notre distingué collègue et ami Chaput dans les Archives générales de médecine de 1884, tous les documents nécessaires pour se convaincre de la réalité de la réunion immédiate des nerfs sectionnés.

Nous avons voulu montrer, qu'en pathologie humaine, à côté de la réunion secondaire des nerfs, en existait une autre ; ce but atteint, nous reprenons maintenant notre sujet.

DE LA RÉUNION MÉDIATE ET DE LA RÉGÉNÉRATION NERVEUSE.

Nous réunissons à dessein ces deux faits parce qu'ils sont intimement connexes, l'un est la conséquence de l'autre.

Nous définissons la réunion médiate ou secondaire : *le rétablissement lent de la continuité anatomique et physiologique du nerf par régénération périphérique.*

La réunion immédiate suppose que le segment périphérique n'a pas dégénéré. Ici, nous rentrons dans les cas soumis à loi de Waller. L'étude de la réunion secondaire se confond avec celle de la régénération nerveuse. Voilà pourquoi nous avons rapproché ces deux mots en tête de notre chapitre.

Le processus de régénération nous est déjà connu au point de vue anatomique. Nous devons rechercher maintenant quelles sont les diverses conditions dans lesquelles il s'accomplit.

Conditions de la régénération des nerfs. — Elles nous sont enseignées par l'expérimentation et par des faits cliniques.

Chez les animaux, en général, la régénération d'un nerf se fait d'autant plus facilement que le sujet est plus jeune, que les bouts sont moins écartés, que l'immobilité est plus complète et les complications opératoires moindres.

L'espèce de l'animal, la température ambiante ont aussi une grande importance.

Ainsi, chez le rat, le cochon d'Inde et le lapin, les nerfs se régénèrent beaucoup plus facilement que chez le chien.

Les complications opératoires ont une grande importance. La régénération, si elle n'est pas empêchée, sera beaucoup plus longue à se produire dans une plaie qui suppure. Il est donc nécessaire, même dans les expériences physiologiques, d'opérer dans les conditions les plus aseptiques possibles pour obtenir la réunion par première intention des tissus voisins et soustraire le nerf à l'influence de l'air.

Le principal facteur, qu'il y ait eu résection ou non, est l'étendue de l'écartement des fragments. S'il y a eu section simple, cet écartement varie en général de 5 à 15 millimètres.

Dans les expériences de MM. Philipeaux et Vulpian, l'écartement varie de 1 à 1 centimètre 1/2, mais ces physiologistes ont vu se reproduire des portions de nerfs plus longues. M. Schiff a vu se réparer une perte de substance de 5 centimètres.

Enfin, comme limite extrême que nous ayons rencontrée, nous citerons un cas rapporté par M. Brown-Séquard à la Société de biologie, le 21 janvier 1882 ; il s'agit d'un nerf sciatique de singe, régénéré sur toute la portion excisée, c'est-à-dire sur une longueur de 12 centimètres.

On voit qu'il est difficile de préciser la limite de l'étendue possible de la régénération à propos de l'écartement des segments. Il en est même de la durée chronologique de cette régénération, car il faut considérer en plus le temps qu'elle met à parcourir le bout périphérique du nerf. Il est évident que le temps variera en raison directe de la longueur de cette portion.

D'une manière générale, elle s'effectue avec une grande lenteur et exige plusieurs mois.

Chez l'homme, au point de vue du temps nécessaire à la régénération complète, toutes les différences chronologiques ont été observées. Dans une observation, ces délais ont varié de un mois à deux ans, et après ce temps nous ne trouvons qu'une guérison incomplète.

Nous ne pouvons ici juger de l'état anatomique du nerf que par son état physiologique ou fonctionnel. Nous voyons ce retour à l'état normal s'effectuer lentement, de sorte que nous sommes en droit de dire qu'il en est de même pour la régénération du nerf.

Les écarts dans la durée de la régénération se comprennent aisément, si l'on songe à la diversité de conditions dans lesquelles se trouve le nerf à la suite du traumatisme ; il peut être intact ou altéré dans sa structure ; les bouts seront plus ou moins écartés, la plaie plus ou moins profonde, de bonne ou de mauvaise nature ; le sujet, jeune ou vieux, bien portant ou malade...

Reprenons quelques-unes de ces conditions, et voyons jusqu'à quel point elles permettent la régénération.

Les cas les plus fréquents de régénération nerveuse s'observent lorsque la section a été simple, c'est-à-dire lorsque l'écartement n'a pas dépassé 2 centimètres. On sait, en effet, qu'une certaine traction s'exerce toujours sur les segments du nerf divisé, spécialement lorsque celui-ci est placé au voisinage d'une articulation à mouvements étendus, telle que le coude, le genou....

Lorsqu'il y aura eu résection, cet écartement sera donc augmenté, et la régénération sera d'un accomplissement plus difficile. Dès lors, il est intéressant de savoir dans quelles conditions elle devient impossible, spécialement lorsque la névrotomie est pratiquée dans un but thérapeutique. Cette opération est un des principaux modes de traitement des névralgies de la face, par exemple, du blépharospasme ; fréquemment elle est suivie de récidive, non par l'action des anastomoses, mais parce que la continuité du nerf s'est rétablie dans le tronc nerveux. Nous rapportons plus loin l'observation d'un malade de M. Tillaux, chez lequel ce chirurgien réséqua le nerf dentaire sur une étendue de 15 millimètres dans le canal dentaire, pour une névralgie rebelle. Le malade fut complètement guéri pendant six mois, puis l'affection récidiva avec ses anciens caractères et nécessita une nouvelle intervention. On ne pouvait ici incriminer l'action des anastomoses, car, en pareil cas, la sensibilité n'aurait pas mis un aussi long temps à se rétablir.

Pouvons-nous donc préciser l'écartement au delà duquel la régénération n'est plus possible? — Les limites

extrêmes de nos observations nous donnent 5 centimètres. Cependant Weir Mitchell dit avoir observé un
malade où l'écartement fut de 6 centimêtres ; nous n'a-
vons pas trouvé d'observations chez l'homme où il ait été
plus considérable.

Est-ce à dire pour cela que la régéneration se fera toujours lorsque l'intervalle sera moindre? — Nullement,
nous voulons simplement montrer qu'on peut en concevoir le possibilité.

La hauteur du point de section, ou mieux la longueur
du bout périphérique semble exercer une grande influence sur la facilité de la régéneration et plus encore
sur la durée de la période intermédiaire entre le traumatisme et le retour de la fonction nerveuse. Plus long
sera le trajet qu'auront à parcourir les nouvelles fibres,
plus sera considérable la durée de la période en question. En fait, la régénération des nerfs cubital, radial et
médian divisés près du poignet exigerait moins de temps
que n'en réclamerait celle des mêmes nerfs sectionnés
au-dessus du coude.

Nos observations III, VI et XI sont des exemples de ce
que nous avançons. Dans la première, section du médian
au-dessus du poignet, la régénération au bout de quatre
mois était presque complète ; tandis que dans la seconde
(obs. VII), section du médian du bras, elle a demandé
19 mois pour s'accomplir et dans la troisième (obs. XI)
elle a nécessité plusieurs années ; il est vrai que tous les
nerfs avaient été coupés, mais le fait n'en est que plus
démonstratif.

Nos observations ne nous permettent pas de dire si la

régénération se fait plus vite sur les nerfs de la face, région où les plaies se cicatrisent avec une rapidité speciale, que sur les nerfs de toute autre partie du corps.

Une question intéressante est celle de savoir quelle est l'influence de la suture nerveuse secondaire sur la régénération.

Notre opinion est que non seulement cette opération n'empêche pas la régénération, mais que dans certains cas elle la rend possible lorsque les deux bouts sont trop écartés pour que le bourgeon central puisse rejoindre le segment périphérique, tandis que dans d'autres, elle hâte le travail réparateur en diminuant l'espace à combler. Plusieurs exemples très probants en sont rapportés dans le mémoire de notre ami Chaput. L'observation lue par le Dr Surmay à l'Académie de médecine le 17 mars 1885 peut être rangée parmi ces faits.

En voici le résumé :

Jeune garçon de 16 ans, le 19 mai 1884, se fait une plaie transversale du poignet droit à la suite de laquelle la sensibilité générale, la sensibilité tactile, la sensibilité à la douleur et à la température sont complètement perdues dans la deuxième phalange du pouce et dans les deux dernières phalanges de l'index et du médius. Les mouvements du pouce sont entiers.

On constate aussi un léger amaigrissement de l'éminence thénar et de l'index. L'emploi de l'électricité pendant un mois n'ayant donné aucun résultat, le 25 octobre, six mois après l'accident, le nerf médian est réséqué dans une longueur de près de 2 centimètres. M. Ch. Robin trouve dans le névrome réséqué une hypertrophie du

tissu du névrilème, entre les faisceaux primitifs nerveux.

La suture des deux bouts du nerf est faite avec le catgut phéniqué à fil perdu, et la réunion se fait par première intention.

Vingt-quatre heures après l'opération, on constate le retour de la sensibilité générale et de la sensibilité tactile dans les parties qui les avaient perdues, c'est-à-dire dans la deuxième phalange du pouce et dans les deux dernières phalanges de l'index et du médius. Seules les sensibilités à la douleur et à la température restent abolies sur la dernière phalange du pouce, et sur les deux dernières phalanges de l'index et du médius.

L'électricité employée de nouveau après l'opération pendant un mois ne change rien aux résultats obtenus.

Le 17 mars 1885, près de cinq mois après l'opération, on constate le retour de la sensibilité à la douleur complète sur la deuxième phalange, incomplète sur la troisième phalange du médius et de l'index. La sensibilité à la température n'est rétablie que sur la deuxième phalange et est nulle sur la troisième.

L'amaigrissement de l'éminence thénar est resté le même, mais l'index a perdu sa forme effilée et présente un développement normal.

Le 28 juillet 1885, la sensibilité à la douleur est partout rétablie, le rétablissement de la sensibilité à la température a suivi celui de la sensibilité à la douleur sur toutes les phalanges. Il n'y a presque aucune différence entre l'état trophique de la main blessée et celui de l'autre.

Cette observation est très concluante : 1° parce que la suture n'a pas entravé le processus de régénération en voie de s'accomplir. (L'examen de M. Ch. Robin a en effet démontré qu'il existait de nombreuses fibres nerveuses dans la portion réséquée.)

2° Parce que la régénération a marché plus vite après l'opération.

Pendant les six mois qui ont précédé, elle était à peine appréciable, tandis que le retour a été complet dans les neuf mois qui l'ont suivie.

L'observation suivante de Holmes est également concluante. En effet, cinq mois après une section du radial au-dessus du coude, il n'existait aucune trace de régénération, les deux extremités nerveuses étaient encore écartées de 3 centimètres.

La suture est pratiquée ; une année après, l'amélioration devient manifeste ; à la fin de la seconde année, la guérison est complète.

OBSERVATION I.

Section du radial au-dessus du coude. Suture cinq mois après l'accident. Régénération complète au bout de 2 ans, par Holmes. (The lancet. 16 juin 1883.)

Un homme de 30 ans, en tombant à travers un vitrage, se fit une large blessure du côté externe du coude droit, à la suite de laquelle il éprouva une paralysie du poignet avec anesthésie de l'avant-bras et de la main ; au bout d'une semaine la sensibilité revint partiellement, mais la paralysie persista, et cinq mois plus tard, quand le malade se présenta à l'hôpital, on constatait tous les signes d'une paralysie radiale complète, avec atrophie musculaire; la température était abaissée et la sensibilité cutanée très obtuse au niveau du dos de la main et de l'avant-bras, On résolut de tenter la suture nerveuse; l'extrémité inférieure du nerf radial coupé fut découverte, un peu atrophiée au niveau de la cicatrice; l'extrémité supérieure, arrondie et bulbeuse. s'en est éloignée de près de 3 centimètres. Après avoir avivé légèrement des deux côtés, Holmer rapprocha les fragments et les réunit par deux sutures, l'une de catgut, l'autre de soie fine, passées avec précaution dans le névrilème. La plaie se ferma par première intention. Cinq jours après on crut que la motilité commençait à revenir, parce que le malade, avec le poignet fortement appuyé, était capable de faire quelques mouvements d'extension des doigts. Mais sur ces entrefaites il quitta l'hôpital, et ce fut seulement deux ans après qu'il revint, pour annoncer sa guérison complète; suivant son dire, s'est seulement une année après l'opération que le mieux devint manifeste, mais depuis lors l'amélioration a marché vite, et aujourd'hui il se sert de son membre aussi aisément qu'avant l'accident.

L'observation suivante est semblable à la précédente. Même section du radial au-dessus du coude. Toutefois la régénération nous semblait impossible dans ce cas, à cause de l'adhérence de l'extremité du segment inférieur atrophié à l'humérus. La suture est pratiquée dans les mêmes conditions, et douze mois après, l'amélioration fait des progrès rapides pour arriver à la guérison complète.

Marciguey.

OBSERVATION II.

*Section du radial au-dessus du coude. Suture six mois après
l'accident. Retour complet de la fonction nerveuse par régénération lente; par Pick. (The lancet, 3 août 1883.)*

Un enfant de 13 ans reçoit un coup de couteau au bras gauche, un peu au-dessus de l'articulation du coude ; la plaie se cica-
trise en moins de quinze jours, mais en même temps chute progressive du poignet gauche, flexion permanente des doigts et de
la main, amaigrissement et refroidissement de l'avant-bras. —
6 octobre 1881, six mois après l'accident, incision sur la cicatrice le long du trajet du nerf radial ; on trouve celui-ci complètement divisé, les deux bouts à un demi-pouce l'un de l'autre,
le supérieur renflé et bulbeux, l'inférieur atrophié et adhérent
à l'os. Les deux bouts, soigneusement disséqués et avivés, sont
réunis par une suture au catgut, et on applique un pansement
antiseptique. La plaie mit plus d'un mois pour se fermer ; pendant ce temps l'état du membre resta à peu de chose près le
même, sauf que la température, qui était inférieure de deux degrés environ à celle du côté opposé, remonta à son niveau normal. Trois mois plus tard, la flexion du poignet persistait toujours, mais il y avait quelques légers mouvements d'extension
des doigts, et l'atrophie des extenseurs était peut-être un peu
moins marquée qu'avant l'opération.

Le malade fut alors perdu de vue et on n'en entendit plus
parler jusqu'en juillet 1883 ; à cette époque, on put constater
que les fonctions du nerf radial étaient entièrement rétablies ;
la sensibilité normale, et tous les mouvements du poignet et des
doigts aussi faciles que du côté sain. D'après le dire du malade,
ce n'est qu'au bout d'un an que l'amélioration avait commencé à
se dessiner, pour faire ensuite des progrès rapides.

En résumé, nous pouvons conclure que la régénération est le mode de cicatrisation médiate des nerfs,
qu'elle est toujours lente et demande plusieurs mois,
sinon plusieurs années pour s'accomplir d'une manière
complète.

Nous ajoutons, avec M. Nicaise (Encyclopédie interna-
tionale de chirurgie), avec notre maître M. Tillaux dont
l'opinion est très nette à cet égard, que la suture des nerfs
est indiquée dans toutes les sections nerveuses, en favo-
risant et activant la cicatrisation et la régénération du
cordon divisé.

Cette pratique n'expose le malade à aucun accident,
si l'on a soin de bien employer la méthode antiseptique.
Cette conclusion ressort des observations que nous rapportons, et de celles que nous avons lues.

TABLEAU RÉSUMÉ DE NOS OBSERVATIONS.

Nos des OBSERVATIONS.	SEXE.	AGE.	NERF DIVISÉ. SIÈGE DE LA LÉSION.	ÉCARTEMENT.	DURÉE de l'observation.	RÉSULTAT.
I	H.	30 ans.	Section du radial au-dessus du coude.	3 centimètres. Suture 5 mois après.	2 ans.	Guérison complète.
II	H.	13 ans.	Section du radial au-dessus du coude.	1 centim. 1/2. Suture 6 mois après.	21 mois.	Guérison complète.
III	H.	33 ans.	Médian coupé au-dessus du poignet.	Section simple.	4 mois.	Guérison presque complète.
IV	H.	26 ans.	Rupture du cubital au-dessus du coude.	5 centimètres.	5 mois. Revu 5 ans après.	Guérison complète.
V	H.	8 ans.	Résection du sciatique poplité interne à son origine.	1 centimètre 1/2.	8 mois.	Guérison complète.
VI	H.	54 ans.	Résection du dentaire inférieu· dans le canal.	1 centimètre 1/2.	6 mois.	Régénération complète.
VII	H.	26 ans.	Section du médian au tiers supérieur du bras.	Section simple.	19 mois.	Guérison complète.
VIII	F.	6 ans.	Section du médian au-dessus du poignet.	Section simple.	Plusieurs années.	Guérison presque complète.
IX	H.	30 ans.	Ligature et section du médian au pli du coude.	Nul.	2 mois.	Guérison complète.
X	H.	11 ans.	Section du médian et du radial au-dessus du poignet.	1 centimètre environ.	1 an.	Guérison incomplète.
XI	F.	19 ans.	Broiement de tous les nerfs du bras à 6 centimètres au-dessus du coude.	5 centimètres.	2 ans.	Guérison complète.
XII	F.	25 ans.	Section du facial dans la parotide avant sa division.	Section simple et suppuration de la plaie.	21 mois.	Régénération progressive encore incomplète.

CHAPITRE IV.

Les opinions des auteurs sur les résultats de la régénération nerveuse sont loin d'être concordantes. Cela tient à ce que l'on n'a pas toujours distingué avec assez de soin la régénération anatomique et la restitution fonctionnelle. Les deux choses ne sont cependant point corrélatives.

La restauration anatomique parfaite, c'est-à-dire le rétablissement de la continuité des cylindres - axes jusqu'aux terminaisons du nerf entraîne nécessairement le retour de la fonction, mais on ne serait pas en droit de conclure du retour fonctionnel à la régénération anatomique.

En effet, la restauration de la sensibilité sur le territoire d'un nerf divisé, tout en étant incontestable, peut dans un cas donné n'être que l'expression d'une suppléance nerveuse, ou bien le fait d'anastomoses avec des nerfs voisins, ou bien le résultat d'une sensibilité récurrente masquée pendant la période de stupeur locale qui a suivi le traumatisme. Ces différentes sensibilités s'observent principalement à la face et sur les mains à cause de l'abondance des nerfs dans ces régions.

Il en est de même de la motilité qui peut être suppléée par les muscles synergiques des muscles paralysés, et recevant une innervation différente. Le traité de Létiévant contient de nombreuses analyses de ces faits, nous y renvoyons ceux de nos lecteurs qui désireraient des détails à ce sujet.

Les phénomènes dont nous venons de parler se montrent peu de jours après la blessure ; la régénération qui leur succède ne commence à devenir manifeste que plusieurs mois, quelquefois même plusieurs années après l'accident.

La compensation établie par l'action des nerfs ou des muscles voisins n'est jamais assurée d'une manière aussi complète que pourraient le faire les organes auxquels ces fonctions sont dévolues. Pour les nerfs mixtes, par exemple, il reste toujours quelque plaque anesthésiée ; les mouvements ne sont jamais aussi étendus, et la force musculaire est moindre qu'à l'état normal.

Nous avions besoin de ces préliminaires pour bien montrer la différence entre les phenomènes immédiatement consécutifs à la section nerveuse, et ceux beaucoup plus tardifs qui annoncent la régénération du nerf.

Prenons un nerf mixte, les symptômes qui permettent de reconnaître la régénération sont de trois ordres :

SENSITIFS. — MOTEURS. — TROPHIQUES

1° *Phenomènes sensitifs.* — Les diverses manifestations de la sensibilité sont en général les premiers signes de la régénération nerveuse ; elles se montrent quelquefois avant les phénomènes moteurs (obs. IV et V).

Ces symptômes sont nombreux et différents les uns des autres, selon le mode de sensibilité que l'on interroge.

D'abord le patient, qui semblait avoir perdu conscience de la région paralysée, prenons la main par exemple, y éprouve de petits fourmillements spontanés, quelquefois des élancements douloureux, il semble que le membre paralysé va sortir de sa longue torpeur; les sensations bizarres, telles que celles de doigt mort, de main en bois, de peau épaisse et dure comme du cuir, disparaissent.

Nous citons ces comparaisons familières, parce qu'elles sont employées par les malades pour bien exprimer leur pensée. Ces symptômes subjectifs témoignent qu'un changement important s'opère dans la constitution des nerfs divisés.

L'exploration directe de la sensibilité demande à être minutieusement faite.

Il y a un premier symptôme que nous conseillons de rechercher au début de l'examen, et auquel nous attachons beaucoup de valeur, comme signe de régénération nerveuse. Si en pressant sur le névrome cicatriciel quelquefois au-dessus et au-dessous, c'est-à-dire sur le tronc même du nerf, on provoque des fourmillements dans les parties qui jusqu'ici étaient restées anesthésiées, on peut conclure au rétablissement de la continuité anatomique et physiologique du nerf. Nous avons trouvé ce fait mentionné dans plusieurs observations, une fois nous avons pu constater directement l'exactitude de notre proposition. On ne conçoit pas d'ailleurs comment il pourrait en être autrement.

Recherchons les différents modes de sensibilité de la peau. Lorsque l'on pratique cette exploration, il faut avoir présent à l'esprit le résultat des examens antérieurs, car il est rare que les parties soient complètement insensibles. La sensibilité tactile, soit au contact simple, soit à la pression, est souvent conservée sans que pour cela on doive l'attribuer à l'action du nerf sectionné. Dans ce cas il s'agit d'un ébranlement transmis aux parties voisines dont la sensibilité est intacte, ainsi que l'a fait remarquer Létiévant.

S'il s'agit des nerfs de la main, il faudra rechercher si le malade perçoit la consistance, la forme des corps, s'il peut les reconnaître par le toucher seul.

On explorera ensuite la sensibilité à la douleur superficielle ou profonde. Le retour de cette sensibilité sur des parties naguère anesthésiées est un signe de plus en faveur de la régénération nerveuse. Enfin il faudra rechercher ensuite l'existence de la sensibilité à la température, au froid et à la chaleur. La sensibilité à la douleur et à la température peuvent être dissociées, ainsi que M. Surmay le fait remarquer dans son observation. Si donc l'on assiste au rétablissement lent et progressif de tous ces modes de sensibilité sur des parties qui en étaient dépourvues, nous pensons que l'on pourra attribuer leur retour à la régénération du nerf.

Si l'on veut se rendre compte du degré de la sensibilité tactile, à l'aide du compas de Weber, on recherchera le minimum d'écartement des branches, avec lequel le malade éprouvera la sensation de deux pointes. Cette recherche devra être faite comparativement en un point symétrique du côté opposé, car on sait que ce minimum d'écart varie avec les différentes régions de la peau.

Toutes ces recherches seront poursuivies les jours sui-vants afin de se rendre compte des progrès accomplis.

Phénomènes moteurs. — Ils sont caractérisés par le retour du mouvement dans des muscles qui jusqu'ici en étaient privés. Ces mouvements sont d'abord faibles, peu étendus; on voit à peine la contraction musculaire se dessiner sous la peau. Ce rétablissement de la moti-lité se fait toujours lentement, on assiste pour ainsi dire à la restauration de chaque muscle. Ainsi chez notre malade, à la section du facial, nous avons vu se com-pléter lentement l'action de l'orbiculaire des paupières, sa force est revenue peu à peu et aujourd'hui il ferme presque entièrement les paupières.

Plusieurs mois après, des contractions volontaires ont commencé à se montrer dans les zygomatiques, le rele-veur de la lèvre supérieure; la difformité paralytique commence à disparaître, la commissure buccale est moins déviée du côté opposé...

Le rétablissement progressif de la motilité, selon nous, doit être attribué à deux causes :

1° A la marche même de la régénération nerveuse, qui ne s'accomplit pas simultanément dans toutes les bran-ches du nerf divisé;

2° A ce que les muscles eux-mêmes subissent des mo-difications anatomiques semblables à celles dont le nerf est le siège. Après s'être atrophiées, leurs fibres se régé-nèrent, lorsque l'innervation est rétablie, ainsi que l'ont démontré les recherches de M. Vulpian.

Un point intéressant est l'étude de la contractilité

électrique. On sait en effet, depuis les travaux de Longet en 1841, que chez le chien l'excitabilité d'un nerf coupé disparaît après le quatrième jour. Chez l'homme, il ne peut être question d'exciter directement les nerfs ; force était donc d'électriser les muscles au travers la peau.

Duchenne (de Boulogne) a montré, d'après ses expériences faradiques faites sur l'homme, que dans les cas de paralysies traumatiques des nerfs périphériques, la contractilité faradique, ainsi que la sensibilité électro-musculaire étaient abolies au bout du sixième jour, et qu'elles reparaissaient après un temps plus ou moins long, lorsque la cicatrisation du nerf s'effectuait.

Des études nombreuses ont été faites sur ce sujet, principalement en Allemagne, et l'on est arrivé à une formule complexe qui porte le nom de *réaction de dégénération* (Erb).

Voici en quoi elle consiste : vers la fin de la 3e semaine la contractilité farado-musculaire est abolie sur le territoire du nerf lésé, tandis que la contractilité galvano-musculaire s'exagère, puis revient à la normale et devient nulle.

La suppression de la contractilité farado-musculaire est un signe certain d'une lésion grave de filets nerveux terminaux ; on sait en effet que les courants induits ne déterminent pas directement la contraction des muscles et qu'ils n'agissent que par les éléments nerveux-intra-musculaires.

Au contraire les courants continus ont une action très faible sur les nerfs musculaires, tandis qu'ils possèdent une action puissante sur la contraction idio-musculaire.

(Onimus). — Leur abolition est donc un signe de la dégénération de la fibre musculaire.

Réciproquement, lorsque l'on verra reparaître la contractilité faradique, comme chez notre malade à la paralysie traumatique du facial, on sera en droit de conclure à une régénération nerveuse.

L'exploration à l'aide des divers courants électriques présente donc un grand intérêt, au point de vue du pronostic de la régénération.

La restauration de la motilité suit une marche lente, ainsi que nous l'avons déjà dit, et demande plusieurs années pour s'effectuer d'une manière complète. On en trouvera des exemples de divers degrés dans nos observations 4, 5, 7, 11, 12.

3° *Phénomènes trophiques.* — Nous ne ferons pas ici l'histoire des troubles trophiques fort nombreux, consécutifs à la section des nerfs. Nous voulons seulement appeler l'attention sur la manière dont ils sont modifiés par la régénération nerveuse.

Lorsque dans un membre la section a porté sur un ou plusieurs nerfs importants, on observe généralement dans la région paralysée un abaissement de température variant de un à trois degrés. Celle-ci redevient normale, lorsque le nerf est régénéré (obs. 4 et 5).

La peau perd sa souplesse, elle est sèche, rugueuse, quelquefois luisante et comme atrophiée. Les ongles se déforment, deviennent cassants et peuvent tomber spontanément. Nous n'avons trouvé mentionnées dans aucune observation des ulcérations sur les doigts et les orteils. Il n'en est pas de même chez les animaux. Les cobayes dont on a sectionné le tronc du sciatique perdent quelquefois un ou deux orteils, ainsi que nous en avons vu des exemples dans des expériences de M. Laborde, puis la cicatrisation s'effectue, lorsque le nerf s'est régénéré.

De même chez l'homme, dans les mêmes conditions, et pour une cause anatomique semblable, la peau et les produits épidermiques reprennent leurs caractères normaux, lorsque les lésions n'ont pas été trop considérables.

Lorsque la restauration se poursuit daus le tissu musculaire, consécutivement à la régénération du nerf, on voit disparaître les difformités dues soit aux paralysies, soit aux atrophies des muscles.

En résumé, si dans les premiers jours qui suivent la section nerveuse, on doit attribuer à l'influence des nerfs et des muscles voisins la persistance toujours incomplète de la sensibilité et de la motilité, il n'en est plus de même, lorsque plusieurs mois après, on voit revenir la sensibilité et la motilité, tandis que les troubles trophiques disparaissent. Ces phénomènes nouveaux sont essentiellement dûs au rétablissement de la continuité anatomique et physiologique du nerf divisé.

Observation III (personnelle).

Section du nerf médian au-dessus du poignet. Persistance momentanée de la sensibilité dans la main. Épilepsie traumatique. Régénération spontanée au travers la cicatrice.

Del..., 33 ans, chapelier, entre le 14 mars 1885, salle Saint-Côme, lit 9, à l'Hôtel-Dieu, dans le service de M. Tillaux.

Les parents de cet homme, ni aucun membre de sa famille n'ont présenté d'accidents du côté du système nerveux.

Lui-même n'a jamais été malade, il est indemne de syphilis et ne fait point d'excès de boissons. Le 14 mars dernier, à 10 heures du soir, il tombe dans un escalier ; la main gauche porte sur une vitre, il se fait une plaie profonde de l'avant-bras à quelques centimètres au-dessus du poignet. Hémorrhagie abondante. Il est aussitôt amené à l'Hôtel-Dieu.

L'interne de garde lie plusieurs artères qui donnaient abondamment, et un pansement de Lister est soigneusement appliqué. Le lendemain matin, à la visite, on constate que la plaie n'a pas saigné. Notre maître, M. Tillaux, craignant de provoquer une nouvelle hémorrhagie, laisse le pansement en place, toutefois, il examine la motilité et la sensibilité de la main. Les doigts conservent leurs mouvements habituels, le mouvement d'opposition du pouce se fait comme à l'état normal. La sensibilité du médian, explorée par des piqûres d'épingle, est intacte, ainsi que celle du cubital,

Le soir à 5 heures, pendant notre contre-visite, le malade est pris d'une attaque d'épilepsie. Une sensation de chaleur lui part de la main droite saine, et remonte vers la tête ; il pousse un cri et retombe dans son lit en perdant connaissance. Les membres sont contracturés dans l'extension forcée ; la face est rouge, les yeux ouverts, les pupilles largement dilatées, pas d'écume à la bouche, ni de morsure de la langue. Puis des convulsions cloniques envahissent tout le corps, et durent environ deux minutes. Perte absolue du sentiment. L'attaque a duré trois minutes en tout. Lorsque le malade reprend ses sens, il est couvert de sueur, n'a aucune conscience de ce qui vient de se passer. Il lui semble qu'il a dormi, il ne se rappelle que l'aura partie de la main droite.

C'est la première fois qu'il est atteint d'une crise épileptique.

Rien de particulier ne se produit dans les deux jours suivants, il n'est pas affaibli, point de fièvre. Le 18, dans la matinée, pendant qu'il causait avec un de ses camarades assis près de son lit, il éprouve tout à coup dans la main gauche une sensation de vapeur chaude qui remonte vers la tête ; il cesse de parler ; en quelques secondes la face est couverte de sueur, il éprouve un court étourdissement, un vertige passager, puis tout disparaît. Cette attaque incomplète a duré à peine une demi-minute.

Le 20. Le pansement est enlevé pour la première fois, il n'a pas eu d'hémorrhagie, ni de fièvre. On découvre alors une large plaie transversale de l'avant-bras, siégeant à 3 centimètres environ au-dessus du poignet. Plusieurs tendons superficiels sont divisés, très probablement ceux des muscles grand et petit palmaires, un fil de soie à ligature est retiré du centre de la plaie. On sent battre les artères radiale et cubitale. Les mouvements de flexion persistent dans les doigts. L'état du médian est de nouveau exploré avec la pointe d'une épingle.

L'anesthésie est complète sur toute la surface de la main innervée par ce nerf. On verra quelques lignes plus loin la distribution exacte de l'anesthésie et ses différents modes. Le malade n'éprouve aucune douleur, quelles que soient les piqûres, il lui semble que le pouce, le médius, l'index sont en bois.

Ainsi la sensibilité du médian, intacte le premier jour, quoique la section fût aussi complète que maintenant, est aujourd'hui complètement abolie. Ces deux faits ont été nettement constatés par M. Tillaux en présence des élèves du service.

25 mars. Deuxième pansement placé en bon état, très peu de suppuration.

Exploration des fonctions du bout périphérique du médian pratiquée par M. Tillaux en présence de M. le docteur Laborde, chef des travaux physiologiques à la Faculté. La sensibilité persiste entre la plaie et le pli du poignet.

L'insensibilité est complète sur l'éminence thénar, le malade ne perçoit pas les piqûres d'une épingle.

Pouce. — Face palmaire. Insensibilité à la piqûre d'une épingle, il ne sent que la pression exercée pour l'enfoncer.

Face dorsale. Douleur vive par la même exploration, ainsi que sur tout le dos de la main.

Paume de la main. — Insensibilité cutanée en dehors du pli d'opposition. Sensibilité en dedans et sur l'éminence hypothénar territoires du cubital.

Index. — Face palmaire. Anesthésie complète sur les deux dernières phalanges. Sur la première, il sent un peu la pression de l'épingle, mais sans souffrir de la piqûre.

Face dorsale. Anesthésie à la douleur sur les deux dernières phalanges, sensibilité sur la première.

Médius. — Face palmaire. Anesthésie sur toute la partie externe de cette face, la sensibilité persiste sur la partie interne.

Cette anomalie apparente est un phénomène de récurrence. On sent en effet que la sixième branche du médian, qui innerve le bord interne du médius, s'anastomose avec le cubital. C'est donc ce nerf qui est le conducteur des impressions centripètes.

Face dorsale. Anesthésie sur les deux dernières phalanges, sensibilité sur la première, innervée par le radial.

Annulaire. — Face palmaire, sensibilité conservée.

Toutefois, elle est moins vive sur le bord externe. Même récurrence que pour le bord interne du médius.

Face dorsale. Sensibilité conservée sur les deux dernières phalanges, mais plus vive du côté cubital.

Première phalange. Sensibilité normale.

Auriculaire. — Etat normal.

Le mouvement d'opposition du pouce est conservé.

Æsthésiomètre. Les branches étant écartées de 7 millimètres, sur la face palmaire, le malade ne sent qu'une pointe sur la partie externe de l'annulaire et rien sur les régions anesthésiées, tandis qu'il en sent deux sur la sphère du cubital.

Température. — La sensation du froid n'est pas perçue sur la face palmaire du pouce, de l'index, sur la zone externe du médian ; elle est obtenue sur la zone interne de ce doigt. Elle n'existe pas davantage sur la face dorsale des deux dernières phalanges de ces doigts. De même sur l'éminence thénar. Ces recherches sont faites à l'aide d'un mélange réfrigérant de sel et de glace pilée.

Le 29. Plaie bourgeonnante. Aucune crise nerveuse. Même état de la sensibilité.

5 avril. Le malade sort sur sa demande, et viendra se faire panser plusieurs fois par semaine.

10 mai. Plaie entièrement cicatrisée. Le malade est rentré à l'hôpital,

10 juin. Cicatrice transversale de l'avant-bras très nette et très solide. M. Tillaux, ne craignant plus d'opérer dans un milieu atteint de suppuration, ce qui pourrait empêcher la réunion par première intention, décide d'aller à la recherche des deux bouts du médian et de la suture. Les fonctions nerveuses sont de nouveau explorées.

Exploration des forations du bout périphérique du médian, pratiquée par M. le Dr Laborde, *en présence de* M. Tillaux. —

D'une manière générale, la sensibilité s'est un peu rétablie sur les limites du territoire du médian, probablement par des filets anastomotiques du radial et du cubital. Nous examinerons chaque région en détail comme précédemment.

Eminence thénar. — Anesthésie au contact simple,, aux piqûres superficielles et profondes sur le centre de cette région. La sensibilité revient progressivement à mesure que l'on se rapproche soit du bord externe, soit du bord supérieur et interne de l'éminence. Sur la face palmaire de la membrane interdigitale (pouce et index), il sent le pincement de la peau. Toutefois, cette sensibilité est moins vive qu'à l'état normal.

Pouce. — Face palmaire. Anesthésie complète au contact et à toutes les piqûres sur la pulpe et sur presque toute la deuxième phalange.

La sensibilité est un peu rétablie sur le bord externe de ce doigt, il y perçoit les piqûres.

Index. — Face palmaire. Anesthésie au contact.

Anesthésie complète à la douleur sur les deux dernières phalanges. Sensibilité faible sur la première. Face dorsale. Anesthé sie sur les deux dernières phalanges.

Perception de la pression à la racine de l'index.

Médius. — Sensibilité très vive sur la deuxième phalange. Sensibilité plus vive que la première fois sur tout le côté cubital de ce doigt.

Sensibilité faible, décroissante de la racine vers la pulpe, où elle est presque nulle, sur la moitié externe de ce doigt.

La sensibilité au froid présente la même distribution que la sensibilité à la douleur.

La température locale paraît plus basse sur les trois premiers doigt que sur les deux autres.

Le malade ne peut distinguer le volume, la nature des corps, placés entre ses trois premiers doigts ; il fait de fréquentes con-

Marciguey.   5

fusions de sensation, prend par exemple le contact d'une cuiller pour une piqûre. Il y a deux semaines, il s'est brûlé la pulpe de l'index sans s'en apercevoir.

Les muscles de l'éminence thénar ont subi une certaine atrophie, elle est plate ; la paume de la main est creuse, les doigts se placent dans la demi-flexion. Les mouvements de flexion et d'opposition du pouce se font bien.

La pression sur le bout central du médian, au niveau de la cicatrice, détermine de la douleur dans les trois premiers doigts. Ce symptôme est caractéristique de la présence d'un névrome sur cette extrémité.

M. Laborde nous fait remarquer que la pression sur l'extrémité périphérique détermine le même phénomène, ce qui indique qu'elle n'aurait pas perdu toute sensibilité.

On peut facilément répéter cette sorte d'expérience en pressant au-dessous et au-dessus de la cicatrice, on obtient toujours les mêmes résultats.

12 juin. Recherche des deux bouts du médian. La cicatrice est régulière, transversale, légèrement saillante. On sent au-dessous d'elle le névrome qui termine le bout central du médian.

M. Tillaux se dispose à rechercher les deux bouts séparés du nerf, et à les suturer après avivement.

Chloroformisation très complète.

Application de la bande d'Esmarch.

Incision verticale sur le milieu de la cicatrice. Le médian est rapidement mis à découvert, il est en partie inclus dans du tissu de cicatrice. Le bout central conserve son volume normal, il est terminé par un névrome du volume d'un haricot. De ce névrome part une bande effilée, blanchâtre, se continuant directement avec le bout périphérique. Celui-ci est un peu plus mince qu'à l'état normal. La présence de cette bande interstitielle modifie singulièrement les conditions de l'opération. Si elle contient des

69

tubes nerveux, comme il est probable (nous en donnons comme preuve le rétablissement graduel de la sensibilité), il est inutile de faire la résection des deux extrémités nerveuses et de les suturer ensuite. Tel est l'avis de MM. Jarjavay, Laborde, Suchard, qui assistaient à l'opération. On peut donc espérer que les fonctions se rétabliront par régénération complète du nerf. M. Tillaux se range à cette opinion, et ferme la plaie. Pansement de Lister.

Le poignet est maintenu demi-fléchi par un appareil en carton pour éviter la rupture de la cicatrice par un effort.

Le 13. L'opéré est en très bon état, pas de fièvre.

Rien de nouveau du côté du médian.

Le 14. Même état, le pansement n'est pas enlevé.

Il semble au malade que le médius et l'index sont moins engourdis. En explorant la sensibilité avec une épingle, on constate qu'elle est revenue sur presque toute la surface dorsale des deux dernières phalanges du médius; il n'y existe qu'un petit carré d'un centimètre anesthésié, et situé près du bord externe du doigt. La sensibilité est complètement revenue sur la moitié cubitale de la face palmaire, elle est moindre sur la moitié radiale du médius.

Rien de particulier sur le pouce et l'index.

Le 16. Le malade sent ses doigts de plus en plus libres. Sensibilité à la douleur disséminée à côté de points anesthésiés sur les deux faces de l'annulaire, sur le territoire du médian.

Rien de nouveau pour les autres doigts.

Le 18. Premier pansement. Les sutures et le tube à drainage sont enlevés, pas de suppuration. Sensibilité faible, disséminée sur les deux premières phalanges de l'index, et sur l'éminence thénar.

Le 23. Deuxième pansement. La plaie est presque cicatrisée. Les fonctions du médian sont de nouveau explorées par M. Tillaux.

La sensibilité tactile existe, mais affaiblie sur le pouce, l'index et le médius.

Sensibilité au froid légère sur l'index, plus vive sur le médius, nulle sur le pouce.

Sensibilité à la douleur légère sur l'éminence thénar, nulle sur le pouce, face palmaire.

Index. — Face palmaire. Sensibilité vive sur la première phalange, affaiblie sur la deuxième, nulle sur la troisième. On peut y enfoncer profondément une épingle, sans qu'il ressente autre chose que la pression.

Médius. — Face palmaire. La sensibilité va en décroissant de la première phalange à la troisième, où elle est très faible. Elle est plus vive sur le côté cubital que sur le côté radial.

Le 29. La sensibilité à la douleur existe sur l'éminence thénar, faiblement sur la face palmaire de la première phalange du pouce, nulle sur la dernière. Sur la moitié externe de l'index elle est nulle, faible sur la moitié interne.

Sensibilité à la douleur presque normale sur la première phalange du médius, plus faible sur la deuxième, nulle sur la dernière. Léger retard des sensations pour les trois premiers doigts. La sensibilité tactile semble se réveiller un peu, il peut juger de la forme des objets, mais il ne les reconnaît pas encore. La plaie est complètement cicatrisée.

10 juillet. Le volume de la main est un peu moindre que du côté opposé. L'éminence thénar est un peu aplatie, mais il en est de même pour l'éminence hypothénar. Cependant il peut déployer une certaine force en serrant la main. Lorsqu'au niveau de la cicatrice on presse sur le névrome du bout central, on détermine des fourmillements douloureux dans les trois premiers doigts. La pression sur le bout périphérique ne détermine pas de sensation.

La sensibilité est normale sur l'extrémité inférieure de l'avant-bras entre l'ancienne plaie et le pli du poignet.

Sensibilité à la douleur normale sur l'éminence thénar et la paume de la main.

Pouce. — Face palmaire. Sensibilité faible sur la première phalange, supprimée sur la dernière. Sensibilité normale sur les bords innervés par le radial.

Index. — Face palmaire. Sensibilité sur la première phalange, affaiblie sur la deuxième, nulle sur la dernière. Anesthésie sur la face dorsale des deux dernières.

Médius. — Face palmaire. Sensibilité normale sur toute la moitié cubitale, faible sur la moitié radiale pour la première phalange, presque nulle pour la deuxième, et supprimée pour la dernière.

Annulaire. — Sensibilité normale.

La sensibilité tactile se réveille un peu, cependant il ne peut reconnaître les objets placés entre les trois premiers doigts, il a seulement la notion de leur forme. La sensibilité à la température a fait plus de progrès, il distingue le chaud du froid pour les trois premiers doigts.

Le malade part en convalescence à Vincennes. Malgré tous nos efforts, il nous a été impossible de retrouver ce malade ; il a quitté son ancien domicile qu'il nous avait fixé, sans laisser d'adresse.

Réflexions. — Le 25 mars, onze jours après l'accident, l'anesthésie à la douleur et aux différents modes de sensibilité est complète sur les parties de la main innervées par le médian.

10 juin, c'est-à-dire 76 jours après la première exploration, la sensibilité commence à se rétablir d'une manière très incomplète, il est vrai, mais elle n'en subsiste pas

moins sur certains points de l'éminence thénar, de la première phalange du pouce, et sur les premières phalanges de l'index et du médius ; le retour est attribué à l'action des nerfs anostomosés avec les nerfs voisins, nous ignorions alors que le médian était en voie de régénération ainsi que nous l'avons vu lorsque ce nerf a été mis à découvert.

Enfin, phénomène fort important, la pression sur le névrome de régénération déterminant des fourmillements dans la sphère du nerf, nouvelle preuve du retour à l'état normal.

L'opération a eu pour résultat de dégager le médian du tissu cicatriciel qui l'enserrait, sans entraver la régénération ; celle-ci a pu se continuer plus facilement, nous n'osons dire plus rapidement. Lorsque le malade a quitté le service un mois après, l'anesthésie persistait encore sur la pulpe de l'index et du médius.

Il nous semble impossible dans le cas présent de ne pas expliquer ce retour vers l'état normal par la régénération physiologique du nerf.

S'il se fût agi d'une sensibilité par récurrence, par suppléance, ou anastomoses, certainement elle se serait établie dès les premiers jours qui suivirent le traumatisme. Notre observation montre qu'il n'en a rien été.

Observation IV.

Observation montrant le rétablissement de la motilité et de la sensibilité après des lésions traumatiques de gros nerfs, avec perte de substance, par John Daniel Hill. 22 août 1868. Med. Times and Gazette. Résection du nerf cubital à la partie inférieure du bras. Régénération lente et complète.

John C..., âgé de 26 ans, boucher, fut mis dans mon service à Royal free hospital, le 16 octobre 1861, à 8 heures 30 du matin. Il raconta qu'étant monté sur un billot pour suspendre un gigot de mouton, le billot glissa sous lui. Son coude porta sur un crochet auquel il resta un moment suspendu. En essayant de se débarrasser de cette position malheureuse, son bras et ses vêtements se déchirèrent, et il tomba sur le sol. Très peu de temps après l'accident, il se plaça sous mes soins.

Je trouvai une déchirure en forme de V, longue de 2 pouces, située au-dessus du condyle interne de l'humérus. Au travers de cette plaie sortent 2 pouces du nerf cubital, qui est rompu ; ses deux extrémités sont déchiquetées ; le névrilème est lui-même déchiré, et les fibres nerveuses sont découvertes sur une longueur d'un pouce.

La distribution cutanée du nerf est dessinée à la plume. Il y a perte de la sensibilité sur la surface palmaire du petit, sur la moitié de l'annulaire, sur la surface cubitale de la paume et du dos de la main, sur la face dorsale du petit doigt, et de la moitié de l'annulaire. De plus il y a paralysie de l'adducteur du pouce. La température de la peau, prise avec le thermomètre sur le dos des deux mains, donne respectivement les résultats suivants : main droite, côté radial 74° Fahr., côté cubital 70° Fahr.; main gauche, côtés radial et cubital 74° Fahr. Avec de bons ciseaux, je résèque toutes les fibres nerveuses qui faisaient issue au dehors, après les avoir préalablement lavées avec de l'eau chaude. Je remis ensuite le nerf en place, derrière le condyle interne et entre les deux chefs du cubital antérieur. Tandis que je coupais les fibres terminales, le patient criait violemment, disant qu'il sentait des douleurs terribles depuis le coude jusqu'au cou. Le bras fut maintenu à angle droit par une attelle externe, et la plaie fut fermée avec du lin huilé. J'eus la faculté d'être témoin des progrès journaliers de la guérison. Une inflammation assez intense attaqua la plaie, mais elle céda au bout de douze jours.

20 novembre. Six semaines se sont écoulées depuis l'accident. La plaie est entièrement guérie et la sensibilité commence à revenir. Sur tout le territoire périphérique du nerf, il lui semble que la peau est recouverte de cuir. La température reste encore plus basse de deux degrés sur le côté cubital que sur le côté radial.

29 décembre. La sensibilité est complètement rétablie, et il peut sentir la pointe d'un stylet sur tout le parcours du nerf.

1er mars 1862. La sensibilité est parfaite et le mouvement assez bien revenu ; il peut mouvoir les différents muscles innervés par le cubital. La température reste de un degré plus basse que sur le côté radial.

Janvier 1868. Plus de six années sont passées depuis que j'ai rencontré ce malade. Il dit que le bras atteint est aussi fort que l'autre, et en examinant le membre je trouve qu'il n'y a aucune différence dans la motilité et la sensibilité avec le droit.

OBSERVATION V.

Résection du sciatique poplité interne. Régénération presque complète au neuvième mois.

Ernest R..., âgé de 8 ans, fut admis à l'hôpital Royal, sous mes soins, le 31 juillet 1867. Il portait une volumineuse tumeur située

profondément dans la région postérieure de la cuisse droite, s'é-
tendant jusqu'à la partie supérieure du creux poplité. Elle s'é-
tait développée lentement dans les douze derniers mois, sans
qu'un traitement local et général très bien dirigé ait pu rien produire. Elle causait maintenant de la douleur par la pression sur
les nerfs et de la boiterie en gênant l'action des fléchisseurs. Le
genou était légèrement fléchi, et en essayant de le redresser, une
douleur d'engourdissement se produisit dans le trajet du nerf
poplité interne. La tumeur était ferme, dure et pesante et mo-
bile sous les muscles. On sentait la contraction des tendons du
jarret au-dessus d'elle, lorsque le genou était fléchi. En la re-
muant de bas en haut, de vives douleurs étaient produites dans
les orteils, en même temps que des contractions spasmodiques
dans les muscles gastrocnémiens et dans ceux de la plante du
pied. Le 20 août 1867, le chloroforme fut administré, et après
avoir placé le malade sur le ventre, je coupai sur une étendue
de six pouces les téguments situés au-dessus de la tumeur; les
tendons du jarret furent séparés de la tumeur avec la pointe
du bistouri, et après avoir détaché des adhérences solides de
tissu cellulaire, je tombai sur le nerf sciatique. La tumeur fut
alors vivement saisie, séparée de ses connexions profondes, et
du sciatique jusqu'à sa bifurcation. Un demi-pouce au-dessous
de ce point, je trouvai le sciatique poplité interne intimement
uni avec elle. Abandonnant ce point pour un moment, afin d'i-
soler, si possible, le bord inférieur de la tumeur, j'arrivai à la
portion où le nerf émergeait du centre du néoplasme, qu'il tra-
versait obliquement et auquel il était intimement uni. Trouvant qu'ils ne pouvaient être séparés, je sectionnai le nerf à son
entrée et à sa sortie de la tumeur laissant un espace de trois
quarts de pouce entre ses deux extrémités (c'est-à-dire un centimètre et demi). L'hémostase fut faite dans le cours de l'opération,
les bords de la plaie furent rapprochés et le membre fixé à une

longue attelle externe. On eut quelque difficulté à le réveiller du chloroforme. Arrêt de la respiration et suspension du pouls dans la radiale et les carotides, irrégularité de l'iris lorsque l'on pressait sur le globe de l'œil avec dilatation extrême de la pupille, pâleur livide de la face ; cet état indiquait un trouble fonctionnel sérieux, dû probablement à la position vicieuse nécessaire pour l'opération, et à une certaine pression exercée sur les veines jugulaires ; d'où embarras de la circulation cérébrale avec ses conséquences directes et éloignées. La respiration artificielle, l'électricité, l'ammoniaque et différents autres moyens furent employés. Au bout de vingt minutes il commença à respirer faiblement et à montrer quelque signe du retour de la vie. Quelques jours après, il souffrait encore des effets du chloroforme : nausées, vomissements et irritabilité de l'estomac. Localement il se plaignait d'une douleur cuisante dans le genou, le pied, les orteils, et de soubresauts de la jambe. La température du membre sur le trajet du nerf coupé était de six degrés plus basse que sur la partie antérieure de la jambe. Exemple :

Jambe gauche. — Face ant. 80° F. Face post. 74° F.

Jambe droite. — Face ant. 80° F. Face post. 80°.

Il y avait anesthésie complète du petit orteil, du bord externe et de la plante du pied, et paralysie des extenseurs du pied, des fléchisseurs des orteils et des muscles de la région plantaire. Il marchait lentement vers la guérison et était incommodé par le moindre bruit de la salle. En conséquence, je conseillai à ses parents de l'isoler dans un logement paisible dans le voisinage de l'hôpital. La plaie alla dès lors beaucoup mieux.

21 septembre. J'enlevai l'attelle externe, à cause d'un abcès développé au-dessus du grand trochanter. Je l'ouvris et le membre fut maintenu au repos par des sacs de sable. Il commença alors à accuser des crampes dans la cuisse ; le genou commença à se fléchir et le pied à se placer dans l'extension. La tempéra-

ture de la surface postérieure de la jambe est de 3 degrés plus basse que celle de la surface antérieure.

Le 26. Il dit aujourd'hui que le pied sent comme s'il était couvert d'une chaussette. En explorant la surface cutanée du membre affecté, on reconnaît d'une manière évidente qu'il sent indistinctement sur tout le trajet des nerfs plantaires. La température s'est élevée à 79° F., c'est-à-dire à un degré de moins que les parties saines.

1er novembre. La plaie est cicatrisée. La sensibilité du pied a fait de grands progrès, quoiqu'elle ne soit pas aussi parfaite que sur l'autre membre. Il peut marcher sans béquilles, mais il boite et n'a aucune action sur les muscles plantaires.

11 décembre. La sensibilité est alors parfaitement rétablie, la motilité fait des progrès, le membre mesure la même longueur que son congénère, la température est la même des deux côtés.

4 avril 1868. Je reçois une lettre de son père dont j'extrais le passage suivant: « Mon fils a enfin recouvré l'usage de ses orteils, il les remua pour la première fois le 5 mars 1868. Il peut parcourir en une seule fois deux ou trois milles sans ressentir de fatigue. Sa santé générale est meilleure qu'il y a quatre ans. »

Il est intéressant de noter que le premier symptôme indiquant le processus de réparation dans ses nerfs a été une modification de la sensibilité. La restauration complète de ce sens s'est faite dans ces deux cas bien avant celle de la motilité.

Dans le 1er cas, la sensibilité commença à revenir six semaines après l'accident, et fut complète la onzième semaine, mais le mouvement ne commença à se montrer qu'au bout de cinq mois.

Dans le 2e cas, la sensibilité commença à revenir cinq semaines après la section nerveuse, mais ne fut parfaite qu'au quatrième mois. La motilité ne fut revenue dans tous les muscles qu'au sixième mois. La température de la surface cutanée des parties paralysées fut diminuée dans les deux cas, mais remonta graduellement avec le retour des fonctions nerveuses.

OBSERVATION VI. (M. Tillaux).

Résection du nerf dentaire inférieur dans le canal dentaire pour une névralgie faciale. — Récidive au bout de six mois par régénération nerveuse.

X., 54 ans, entre à Beaujon le 20 septembre 1882, dans le service de M. Tillaux.

Bonne santé habituelle. — Il y a 13 ans, il commença à éprouver de temps en temps des douleurs lancinantes dans la région massétérine droite, se reproduisant à de longs intervalles. Bientôt les douleurs devinrent plus fréquentes, et il y a 12 ans, le malade alla consulter MM. Vulpian et Charcot qui conseillèrent l'emploi de l'électricité. M. Onimus électrisa le malade pendant 15 jours, avec un résultat médiocre.

Les douleurs devinrent de plus en plus vives ; sur les conseils d'un médecin, le malade eut recours à la morphine, et est devenu morphinomane. Cette substance ne le soulage plus et il demande avec instance d'être opéré, pensant obtenir ainsi une guérison complète.

Le nerf dentaire inférieur paraît surtout atteint par l'affection. Névralgies dentaires intenses (sans carie) qui l'empêchent de manger, quelquefois même de parler, pression très douloureuse sur le trou mentonnier.

Le 15 septembre 1882, M. Tillaux trépane le maxillaire inférieur et résèque 1 centimètre 1/2 du dentaire inférieur dans son canal. L'opération réussit parfaitement, et la semaine suivante le malade sort complètement guéri.

En octobre 1885, ce malade vient retrouver M. Tillaux à l'Hôtel-Dieu.

Il nous apprend que la guérison s'est maintenue pendant 6 mois, puis la névralgie s'est reproduite exactement avec ses anciens caractères. Toutefois, ce n'est que depuis deux ans qu'elle a repris son acuité première.

OBSERVATION VII.

Section du médian au bras. — Régénération du 14ᵉ au 19ᵉ mois. — Obs. de Létiévant, résumée.

Le 22 décembre 1867, Létiévant pratiqua la section du médian au tiers supérieur du bras gauche pour un tétanos; le malade guérit.

Paralysie de la sensibilité et de la motilité dans la partie périphérique du médian.

Un mois plus tard. La cicatrice de la plaie opératoire, complètement formée, glisse librement sur une tumeur du volume d'un haricot, allongée, laquelle se continuait en haut et en bas avec le cordon du médian. La pression sur le noyau déterminait une sensation de fourmillements douloureux vers le pouce, l'index et le médius. La pression sur le nerf à 3 centimètres au-dessus et au-dessous du noyau reproduisait le même phénomène.

Sensibilité par suppléance, très émoussée sur la face palmaire des trois premiers doigts.

Motilité nulle dans les muscles innervés par le médian.

La température de l'index gauche est moins élevée qu'à droite. Le malade y accuse une sensation de froid et le maintient enveloppé de laine.

Dix mois après. Même état de la sensibilité. L'examen de la plaque anesthésiée, consécutive à la section du médian, prouve que la sensibilité est la même qu'après l'opération,

Atrophie des muscles de l'éminence thénar, qui ne se contractent pas, sauf l'adducteur du pouce.

Paralysie et atrophie des fléchisseurs propre du pouce, super-
ficiel des doigts et profond de l'index, et des deux palmaires.

La main reste très impressionnable au froid.

La sécrétion de la sueur ne s'accomplit plus dans la région
innervée par le médian.

Le noyau cicatriciel du bras est presque effacé et confondu
par ses extrémités avec le médian, mais il n'est plus sensible à
la pression. Il fallait descendre un peu au-dessous du coude pour
trouver le premier point où la pression du nerf déterminait un
fourmillement pénible dans les trois premiers doigts. *Dix-neuf
mois après*, la section du nerf, *régénération* prouvée par un retour des fonctions à peu près complet.

Etat de la motilité. — Les agents moteurs ont repris leurs
fonctions et leur vie nutritive.

Le grand et le petit palmaire ne se contractaient plus. Aujourd'hui, on voit leurs tendons se dessiner sous la peau, dans
la flexion de la main, et leur portion charnue se durcir. Ils ont
repris leur volume, leur forme. L'aplatissement ou méplat cor-
respondant, au neuvième mois, à leur masse musculaire, a disparu
presque entièrement. Ils contribuent tous deux à rendre plus
parfait et plus puissant le mouvement de flexion du poignet sur
l'avant-bras, que le cubital antérieur était seul à produire avant
cette génération.

Ce qui existe pour les deux palmaires se constate aussi sur les
fléchisseurs des doigts. Pendant leur contraction, leur portion
musculaire se durcit et leurs tendons soulèvent les doigts de
l'explorateur. Ils ont augmenté de volume, et, si l'on mesure la
circonférence de la région supérieure de l'avant-bras qu'ils contribuent à former, on constate qu'elle a 1 centimètre de moins
seulement que du côté opposé.

La flexion des phalangines et des phalangettes n'a plus, vers
l'index et le pouce, ce caractère passif observé autrefois; elle

n'exige plus, pour se produire, le rejet en arrière du métacarpien de la première phalange ; c'est activement et sans renver-
sement de la base du doigt qu'elle s'accomplit.

Dans tous les doigts, d'ailleurs, la fonction motrice a repris
son ancienne place.

Il n'y a guère que l'opposition et l'abduction du pouce qui
restent imparfaites. L'abduction ne peut se maintenir complète
et l'opposition garde toujours un peu les caractères de la flexion
et de l'abduction combinées.

Au reste, c'est vers le quatorzième ou quinzième mois seulement (avril 1869) que paraît s'être rétablie cette motilité plus
parfaite, si l'on en croit les renseignements du malade ; à cette
époque, il a commencé à éprouver une amélioration très grande
dans le jeu de la main et des doigts. Le pouce seul est resté en
retard ; mais le malade pouvait constater chaque jour, dans ses
mouvements, une amélioration nouvelle.

Pour que les muscles précités aient récupéré leur action pré-
cise, leur nutrition, leur vie complète, leur forme, etc., il faut
nécessairement que leurs nerfs aient recouvré leur relation avec
les centres nerveux. Cela n'a pu s'établir que par une régénération du médian ; l'activité du muscle est une conséquence de la
régénération de son nerf.

L'exploration de la sensibilité n'est pas moins concluante.

*Etat de la sensibilité dix-neuf mois après la section du mé-
dian.* — Sur la plaque anciennement anesthésiée de ce malade,
je retrouve une sensibilité véritablement parfaite.

La moindre piqûre d'épingle est douloureuse. La moindre
nuance de température est appréciée : une lentille de verre,
prise sur mon bureau et déposée sur cette plaque détermine une
sensation de froid (20 juillet 1869). Les deux pointes du compas
sont simultanément perçues à un écart de quelques millimètres.

En un mot, la sensibilité, jadis si altérée, est aujourd'hui revenue à l'état à peu près normal sur cette région.

C'est encore vers le quatorzième ou quinzième mois après l'opération que cette faculté s'est considérablement développée.

État de la vitalité organique à cette époque. — L'état de la vitalité organique est aussi parfait sur la main, jadis malade, que sur la main saine.

La congestion sanguine ne s'y produit plus, ni par un exercice léger, ni même par les mouvements les plus actifs et les plus pénibles.

La sensibilité si grande au froid n'existe plus.

La sécrétion de la sueur a reparu et s'accomplit dans la paume de cet organe comme du côté opposé.

Frémissement vibratoire dix-neuf mois après la section du médian. — A cette perfection des actes nutritifs et de la sensibilité, à ce retour de la contraction des muscles, je joins un dernier caractère moins important, mais contribuant à fortifier la démonstration.

Lorsque, il y a dix mois, j'excitai par la pression ce nerf, dans sa partie la plus élevée, je n'obtenais aucun effet.

Aujourd'hui cette pratique dans le même point détermine un retentissement douloureux sous forme de picotements vers le département cutané du médian. Ceci semble établir l'existence d'une continuité absolue entre les tubes ébranlés du bout supérieur et ceux du bout inférieur.

OBSERVATION VIII.

Section accidentelle du médian au-dessus du poignet. Régénération (Létiévant).

Mme D... se fit, à l'âge de 6 ans, une large coupure, un peu au-dessus du poignet. La cicatrisation s'en opéra en huit ou neuf semaines ; mais, pendant cinq ou six ans, le pouce, l'index et le médius restèrent comme morts, selon l'expression de cette dame.

Elle pouvait les mouvoir pourtant, mais elle n'avait presque pas de sensibilité à leur face palmaire. Depuis, le rétablissement de la vie s'est graduellement opéré dans ces parties. Voici son état actuel :

Au niveau du pli moyen du poignet, se trouve une cicatrice déprimée, irrégulière, haute de 2 centimètres, allant du grand palmaire au voisinage de l'apophyse styloïde du cubitus ; elle adhère intimement aux tendons des fléchisseurs, lesquels ont été divisés par la coupure.

Aujourd'hui tous viennent se confondre en une masse commune de tissu cicatriciel.

Tous les doigts peuvent encore s'étendre, à condition que la main soit fléchie. Ils peuvent se fléchir, si celle-ci est en extension forcée. Dans ces mouvements, la masse cicatricielle suit le jeu des tendons.

Le médian a été compris dans la blessure, et il en est résulté toutes les conséquences qu'on observe à la suite de sa section, c'est-à-dire une déformation caractéristique de la main, un trouble de la motilité, de la sensibilité et de la vitalité des parties auxquelles il se rend.

Déformation. — Le pouce est en adduction et en quart de flexion sur son métacarpien ; le bord externe de la tête de cet os fait une saillie très marquée ; une forte dépression correspond au lieu des muscles opposant et court abducteur complètement disparus par atrophie ; le creux de la main est plus déprimé que du côté opposé.

Troubles de la motilité. — L'opposition et la complète abduction du pouce n'existent pas ; son abduction et sa flexion peuvent, en se combinant, engendrer un mouvement qui se rapproche de l'opposition, en permettant au pouce de se porter par sa pulpe au contact du bord externe des autres doigts.

Troubles de la sensibilité. — Ils ont existé pendant les premières années ; puis ils ont disparu, et depuis au moins quatorze ans, la sensibilité est presque aussi complète que du côté opposé.

Très étonné de ce résultat, j'ai voulu m'en assurer, et j'ai constaté : que les régions palmaires du pouce, de l'index, du médius et de l'annulaire perçoivent le plus léger contact produit avec une lamelle très étroite et très mince de papier, à plus forte raison le contact de l'épingle ou son frottement.

Mme D... distingue les deux pointes du compas écartées d'un millimètre et demi pour la pulpe ; de deux millimètres dans la région thénar. Les nuances de température sont perçues par les mêmes parties ; le contact d'un objet en ivoire pris sur mon bureau est senti froid ; celui d'un corps légèrement chauffé donne lieu à une sensation de chaleur.

La sensibilité à la douleur est très manifeste ; le frottement de la région thénar éveille une sensation légère de fourmillement vers les quatre premiers doigts.

Malgré cette perfection de toutes les variétés de sensibilité, reste, sur ce point, une différence avec la main du côté opposé. Cette différence, Mme D... la caractérise en disant que la peau de ces parties lui paraît plus épaisse que celle de l'autre main. Pour que les sensations soient bien perçues, il faut encore que la main soit chaude ; froide, elle redevient comme morte, dit-elle.

Troubles de la vie organique. — Cette portion de la main est sensible au froid, plus que le reste. La nutrition n'y est pas altérée, les doigts sont un peu plus grêles que ceux de la main droite. mais la peau et les ongles sont sains. Il n'y a d'atrophie que sur les deux muscles cités plus haut.

Phénomènes observés au lieu de la section. — On sent, en cette région vers la partie la plus élevée de la cicatrice, une nodosité aplatie et très peu volumineuse. Une pression ou un choc sur elle engendre une brusque douleur avec fourmillement et engourdissement dans les quatre premiers doigts. En faisant la pression même légère à quatre centimètres plus haut, sur le trajet du tronc médian, je déterminais un frémissement léger et vague vers la pulpe des deux doigts annulaire et médius. Le même phénomène se produisait quand je faisais la pression sur le tronc du médian, au bras.

Conséquence de cette ancienne blessure pour les usages de la main. — Malgré cette altération des mouvements consécutive à sa double lésion tendineuse et nerveuse, Mme D... se sert de sa main avec une facilité presque aussi grande que de l'autre ; elle excelle à toucher du piano, à faire des broderies, à exécuter ces mille travaux dont s'occupent les femmes et qui réclament la légèreté, la souplesse plutôt que la force dans les doigts. Elle se plaint cependant de ce que son pouce ne s'écarte pas autant que celui de l'autre main, et surtout de ce qu'il s'oppose imparfaitement aux autres doigts.

OBSERVATION IX.

Section du médian. Régénération.
(Thèse de Descot.)

Un homme de 30 ans présentait ce qu'on appelait alors un fongus hématode, siégeant à l'avant-bras, et pour lequel on pratiqua la ligature de l'artère humérale. Le nerf médian fut compris dans l'anse du fil et étreint avec le vaisseau. Vive douleur et engourdissement immédiat sur le trajet du nerf. Flexion des doigts impossible.

Chute de la ligature le quinzième jour. Cessation de l'engour-

dissement des doigts au bout de quelques jours. Retour des
mouvements de flexion au bout de deux mois et de la sensibilité.

OBSERVATION X.

Section accidentelle du médian et du radial. Régénération.
(Paget. Th. de Magnien, 1866.)

Un enfant de 11 ans est admis dans le service de Stanley (hôpital Saint-Barthélemy), avec une plaie transversale du poignet.
Cette plaie, qui venait d'être faite par une scie circulaire, s'éten-
dait d'un côté à l'autre de l'avant-bras, environ à un pouce au-
dessus de l'articulation radio-carpienne. Elle avait sectionné
tous les tendons fléchisseurs des doigts et du pouce, avec les
vaisseaux et les nerfs radiaux, le nerf médian, et avait entamé le
radius lui-même à une faible profondeur.

« L'artère cubitale et le nerf n'étaient pas lésés ; le ligament
interosseux était à nu au fond de la plaie. Un demi-pouce du
bout supérieur du médian était resté exposé dans la plaie et fut
distinctement vu et touché.

« Toute sensation dans les parties animées par les nerfs radial
et médian au-dessous de la plaie était complètement abolie dès
après l'accident, et la paralysie persista les jours suivants.

« L'artère radiale fut liée, les bords des téguments coupés
furent rapprochés et réunis. On n'employa aucun moyen particulier pour mettre en contact les bouts du médian divisé, mais on
fixa le poignet en flexion sur l'avant-bras.

« Après dix ou quinze jours, l'enfant commença à observer les
signes du retour de la sensibilité dans les parties animées par le
médian ; et ces signes augmentant, M. Paget constatait, un mois
après l'accident, que le nerf avait un peu recouvré son pouvoir
conducteur.

« Lorsqu'on lui bandait les yeux, le malade pouvait nettement discerner le contact de la pointe d'un crayon avec le deuxième doigt et le bord radial du troisième (annulaire). La sensation était moins nette lorsqu'on touchait le pouce ou l'index ; en effet, quoiqu'il répondit généralement bien, l'enfant rapportait parfois la sensation de contact à l'un d'eux, lorsqu'on avait touché l'autre ; et il y avait çà et là de petites portions de la peau, animées par le médian, qui restaient complètement insensibles.

« Tout cela prouve que les bouts du nerf se sont accolés par réunion immédiate, ou qu'ils ont été de suite maintenus en contact par une couche excessivement mince d'un tissu nouveau interposé.

« M. Paget a revu ce jeune homme un an après la blessure. La sensibilité était parfaitement revenue dans toutes les parties où se distribue le médian, excepté dans la dernière phalange du pouce et de l'index. Ces parties avaient conservé leur texture normale, mais se refroidissaient très facilement, et le malade venait à l'hôpital pour de larges ampoules qui s'y étaient formées. Il s'était chauffé les mains à un feu découvert ; la chaleur, qui n'avait produit sur le reste de la main aucun effet fâcheux, avait amené sur ces parties paralysées des ampoules comme aurait fait de l'eau bouillante. Le mouvement des doigts était parfaitement revenu ».

OBSERVATION XI.

Cas de régénération des nerfs du bras à la suite de leur destruction dans une étendue de 5 centimètres, par M. Notta, chirurgien de l'hôpital de Lisieux.

Legrip, ouvrière de fabrique, âgée de 19 ans, entre, le 6 août 1867, à l'hôpital de Lisieux. Cette jeune femme est d'une bonne constitution. La veille au soir, travaillant dans une usine, elle a eu le bras gauche pris dans un engrenage. Le Dr Vauquelin, appelé au moment de l'accident, trouvant la plaie très grave, fit transporter cette femme dans mon service, et le lendemain nous constatâmes ensemble l'état de la blessure.

A 6 centimètres au-dessus du pli du coude, le bras présente une destruction circulaire de toutes les parties molles jusqu'à l'os, excepté au côté antérieur et externe, où le tissu musculaire et la peau ont été conservés dans une largeur de 3 centimètres environ.

Cette partie comprend la longue portion du biceps qui a été à peu près respectée; l'humérus est même dénudé de son périoste à sa partie interne. Les deux lèvres de cette grande plaie sont perpendiculaires à l'axe du bras et sont distantes l'une de l'autre jusqu'à l'os de 4 centimètres; elles sont mâchées et contuses. Absence complète de pouls radial et cubital. Toute la partie du bras située au-dessous de la plaie, l'avant-bras et la main sont insensibles à la piqûre et au toucher, refroidissement marqué de ces parties et teinte légèrement violacée des doigts. L'avant-bras peut être fléchi sur le bras, mais le poignet et les doigts ne peuvent exécuter aucun mouvement. En présence de ces lésions, je préviens la religieuse qu'une hémorrhagie peut survenir, et je prescris ce qu'il y aurait à faire pendant que l'on m'enverra chercher. Je m'abstiens de rechercher les extrémités artérielles, convaincu que dans un bref délai, la mortification du membre m'obligera à pratiquer l'amputation; toutefois je fais entourer le membre de flanelle et de bouteilles d'eau chaude, et je remplis la plaie de charpie trempée dans de l'alcool.

Sous l'influence de ce pansement, la plaie se déterge, se couvre de bourgeons charnus, et la malade sort en voie de guérison le 31 août; quinze jours après la cicatrisation était complète.

Au mois de novembre, l'avant-bras et la main étaient amaigris, atrophiés. Les doigts étaient inertes et insensibles, au toucher la main donnait une sensation de froid bien marquée, si on la comparait à celle que donnait la main droite. La sensibilité tactile était nulle ; la malade ne reconnaissait pas la nature des objets. Elle sentait bien qu'elle touchait quelque chose, mais sans pouvoir dire ce que c'était. Elle était très sensible au froid et tenait toujours sa main enveloppée dans de la laine.

Au commencement de juin 1868, c'est-à-dire dix mois après l'accident, la cicatrice, qui comprend les deux tiers de la circonférence du bras, est fortement déprimée. La situation est à peu près la même qu'au mois de novembre. Les muscles de l'avant-bras ont subi une atrophie manifeste. Les extenseurs des doigts sont complètement paralysés. Les doigts sont fléchis dans la main. Les muscles fléchisseurs leur impriment à peine quelques légers mouvements. Il y a, en outre, une exagération extrême de la sensibilité de la main et de tout l'avant-bras, qui augmente sous l'influence du froid et des variations de la température. Les sensations tactiles ne sont pas perçues. Cet état persiste sans amélioration appréciable pendant l'été et l'hiver qui suivent ; c'est seulement au printemps 1869, en mars et avril, c'est-à-dire vingt mois après l'accident, que la main devient moins sensible au froid et que peu à peu le mouvement et la sensibilité reparaissent dans les doigts. L'amélioration continue sa marche progressive ; les mois suivants et aujourd'hui 24 septembre 1869, la sensibilité tactile et la sensation de la douleur sont aussi prononcées qu'à droite. Les mouvements de flexion et d'extension sont complètement revenus, excepté pour le petit doigt, où ils sont moins étendus. L'avant-bras a repris de la force et il est presque aussi développé que l'autre. La cicatrice du bras n'est plus déprimée comme dans les premiers temps, il y a à peine une dépression légère ; elle a l'aspect d'un ruban circulaire de 1 à 2 centimètres de largeur, commençant au côté interne du biceps et se terminant au côté externe du muscle. L'intervalle de peau saine qui existe entre les deux extrémités de la cicatrice est de 5 centimètres. En explorant le bord interne du biceps, on retrouve des battements artériels sur le trajet de l'artère humérale; ces battements sont plus faibles que ceux du bras droit.

Le pouls radial est revenu, mais également plus faible. Au toucher le bras donne une sensation de froid plus prononcée que du côté opposé. Il y a encore de la sensibilité au froid et aux variations de la température, mais beaucoup moins prononcée que précédemment.

Depuis, j'ai revu cette femme, la main et le bras ne présentent plus de différences avec celui du côté opposé.

Nous avons cru devoir conserver les réflexions suivantes de M. Notta, qui sont le complément indispensable de cette observation.

On voit dans cette observation qu'une jeune fille de 19 ans a eu toutes les parties molles du bras, à l'exception de la longue portion du biceps, broyées dans un engrenage, dans une hauteur de 4 centimètres; or, en ajoutant 4 à 5 millimètres pour la partie contuse de chacune des lèvres de la plaie, qui a dû être éliminée par la suppuration, nous arrivons à une perte de substance de 5 centimètres, comprenant, outre la peau et les muscles, l'artère humérale et tous les nerfs du bras. Au premier moment, on dut craindre la mortification de l'avant-bras et la nécessité d'une amputation; mais ces appréhensions se dissipèrent bientôt, et sous l'influence d'un pansement à l'alcool, en moins de six semaines, cette horrible plaie fut cicatrisée sans présenter aucune complication.

Grâce à la conservation de la longue portion du biceps, les mouvements de flexion de l'avant-bras étaient conservés; mais, comme il avait été facile de le prévoir et de le constater dès le premier jour, tous les muscles de l'avant-bras et de la main étaient complètement paralysés; en même temps il y avait perte complète de la sensibilité dans toute la partie du membre située au-dessous de la plaie. Or, bien que dans leurs expériences, MM. Philippeaux et Vulpian aient su se combler, sur le trajet des nerfs, des pertes de substance ayant jusqu'à 4, 5 et même 6 centimètres de longueur, nous n'étions pas du tout rassuré sur l'avenir qui était réservé à notre malade. D'abord, dans ces expériences, le nerf est extrait de sa gaine et réséqué dans une longueur déterminée, mais sa gaine est là pour servir, si je puis m'exprimer ainsi, de conducteur aux productions plastiques qui s'organiseront ultérieurement en tissu nerveux; tandis que, chez notre malade, nous avions une large plaie béante qui suppurait et dans laquelle il nous était impossible de placer en regard les extrémités des cordons nerveux et même, dans les premiers temps de la guérison, la cicatrice formait une dépression circulaire considérable qui pouvait presque admettre l'index; peu à peu cette dépression s'est effacée, et aujourd'hui elle n'existe plus. En outre, si nous consultons la plupart des traités de chirurgie, nous voyons que, lorsque la perte de substance d'un nerf dépasse 20 à 30 millimètres, on n'admet guère la possibilité du rétablissement de l'innervation.

Nos craintes étaient d'autant plus légitimes qu'au commencement de 1868, c'est-à-dire dix mois après l'accident, les muscles de l'avant-bras avaient subi une atrophie manifeste, les extenseurs des doigts étaient complètement paralysés; les muscles fléchisseurs imprimaient à peine quelques légers mouvements aux doigts fléchis dans la main ; il y avait hyperesthésie de la main et de tout l'avant-bras, qui augmentait sous l'influence du froid et des variations de température. La sensibilité tactile n'est pas revenue. Cet état n'était pas la paralysie complète, absolue, des premiers jours, mais il n'en différait guère, et il y avait lieu de croire qu'après un laps de temps aussi considérable, il n'y avait plus d'amélioration bien notable à espérer, que, dans tous les cas, il était très probable que la malade ne recouvrerait jamais l'intégrité de tous les mouvements de la main et de toutes ses fonctions.

L'état du membre ne fit pas de progrès sensibles pendant la fin de l'été et l'hiver suivant. Ce ne fut qu'au printemps, c'est-à-dire vingt mois après l'accident, que la main et le bras devinrent moins sensibles au froid et que peu à peu le mouvement et la sensibilité tactile reparurent. On vit en même temps disparaître l'atrophie du bras, et après un peu plus de deux ans, l'innervation était complètement rétablie et les fonctions du membre semblables à celles du côté opposé.

OBSERVATION XII (Personnelle).

Section du facial ; régénération encore incomplète au bout de 21 mois.

Olympe D..., 25 ans, lingère, au mois de mars 1884, est prise d'un phlegmon de la région parotidienne droite, sans cause connue. Elle n'avait alors aucun degré de paralysie faciale. Le phlegmon est incisé, il ne sort que quelques gouttes de pus ; mais aussitôt apsès l'opération, paralysie complète de tous les muscles de la face et de l'orbiculaire des paupières, larmoiement.

Au mois de janvier, nous trouvons le malade dans l'état suivant :

Cicatrice verticale longue de 6 centimètres, faite à un demi-travers de doigt en arrière du bord postérieur de la mâchoire. La peau de la face est blanche et un peu luisante. Pas de troubles trophiques du côté de l'œil. Paralysie faciale périphérique complète. La joue droite est immobile, relâchée ; semble tomber sur le cou.

Impossibilité absolue de fermer l'œil, l'orbiculaire ne présente pas la plus petite contraction. Cependant les larmes ne s'écoulent plus sur la joue; pas de rougeur de la conjonctive.

La narine gauche est légèrement soulevée, de sorte que le nez semble dévié à gauche.

La commissure gauche est soulevée du même côté. Pas de déviation de la luette, ni de la langue. Il lui est impossible de manger du coté droit ; lorsque les aliments s'égarent de ce coté dans le sillon gingivo-buccal, elle est obligée de les retirer avec les doigts.

Pas de troubles du goût, les saveurs sont également perçues des deux côtés de la langue.

Pas de troubles de l'audition, ni de l'olfaction. Lorsqu'elle rit, le côté droit de la face reste complètement immobile, tandis que le coté gauche semble alòrs grimaçant.

Pendant trois mois de l'année dernière, de juillet à octobre, elle est électrisée tous les jours, mais sans aucun résultat.

Décembre 1885. Cette malade est restée toute l'année dans le service, où elle remplit les fonctions d'infirmière.

La paralysie faciale est très incomplète, la régénération du nerf est annoncée par la diminution de l'intensité des symptômes. Voici l'état de la malade :

Le frontal droit ne se contracte pas. L'œil droit est un peu plus ouvert que le gauche, mais la malade peut le fermer presque complètement, les paupières supérieures et inférieures sont à peine séparées par un intervalle de 1 millimètre, l'orbiculaire se contracte donc.

La joue ne tombe plus; l'aile droite du nez reste immobile; la commissure est encore un peu déviée à gauche.

La malade peut découvrir complètement les dents inférieures, mais elle découvre à peine les dents supérieures du côté droit. Le sourire commence à se dessiner sur la joue droite; lorsqu'elle rit on voit plusieurs fossettes se dessiner sur la joue; la commissure droite est également soulevée du même côté; enfin on voit se contracter aussi les muscles de la lèvre inférieure.

Certains groupes musculaires, interrogés avec des courants faradiques faibles, répondent à l'électricité. Ainsi on observa des contractions dans les zygomatiques, l'élévateur de la lèvre supérieure, dans les petits muscles de la lèvre inférieure.

Ces explorations n'ont pu être faites que deux fois, parce que la peau est très sensible et devient avec chaque séance le siège d'un érythème pénible.

Les muscles qui réagissent ainsi sous l'influence de l'électricité ne sont donc pas dégénérés, ainsi que cela arrive communément dans les paralysies.

Les mouvements volontaires de certains muscles de la face, leur réaction électrique, nous permettent donc de conclure que le nerf facial est en voie de régénération, et que celle-ci n'est pas encore complète.

CONCLUSIONS.

1° La régénération est le mode de cicatrisation médiate des nerfs sectionnés.

2° Elle est toujours longue à s'effectuer. Sa durée varie de plusieurs mois à plusieurs années, d'après nos observations.

3° La suture nerveuse favorise cette régénération et doit être tentée chaque fois que le rapprochement des deux segments est possible.

4° La régénération d'un nerf s'annonce par le rétablissement lent et progressif de ses fonctions.

INDEX BIBLIOGRAPHIQUE

WALLER. — Sur la reproduction des nerfs et sur la structure et les fonctions des ganglions spinaux. Arch. de Muller, 1852, et communication à l'Acad. des sc. de Paris, 1852.

HUTIN. — Mém. sur l'anat. pathol. des cicatrices dans les différents tissus. Mém. de l'Acad. de méd., 1855.

PHILIPEAUX et VULPIAN. — Recherches expérimentales sur la régénération des nerfs séparés des centres nerv. Mém. de la Soc. de biologie, 1859.

LANDRY. — Réflexions sur les expériences de MM. Philipeaux et Vulpian. Moniteur des hôp., 1859.

SCHIFF. — Remarques sur les expériences de Philipeaux et Vulpian. Journ. de physiologie, 1860.

CORNIL. — De la régénération des nerfs. Arch. gén. de méd., 1862.

REMAK. — Sur la régénération des nerfs. Arch. de Virchow, 1862.

LAUGIER. — Note sur la suture du nerf médian divisé et rétablissement immédiat de la sensibilité par cette opération. Comptes rendus de l'Acad. des sc., 1864.

HOUEL. — Cas de suture nerv. de Nélaton. Soc. de chirurgie, 1864.

J. GUÉRIN. — Réunion des nerfs divisés. Gazette méd. de Paris, 1864.

WEIR MITCHELL, MOREHOUSE et KEEN. — Gunshot wounds and other injuries of the nerves. Philadelphie, 1864.

EULENBURG et LANDOIS. — Expér. sur la suture des nerfs. Berliner klin. Wochenschrift, 1865.

MAGNIEN. — Recherches expérimentales sur les effets consécutifs à la section des nerfs mixtes. Th. Paris, 1866.

TILLAUX. — Sur les lésions chirurgicales des nerfs. Th. agrég., 1866.

LAVERAN. — Recherches expérimentales sur la régénération des nerfs. Th. Strasbourg, 1867.

RICHET. — Plaie du médian. Gaz. des hôp., 1867.

PAULET. — Etudes sur les suites immédiates ou éloignées des lésions traumatiques des nerfs. Bull. de la Soc. de chirurgie, 1868.

NEUMANN. — Sur la dégénération et la régénération des nerfs sectionnés. Arch. für Heilkunde, 1868.

LABORDE et LEVEN. — Recherches expériment. sur les altérations des tissus à la suite de la section et de la ligature des nerfs. Soc. de biologie, 1869.

VULPIAN. — Recherches sur l'influence des lésions traumatiques des nerfs sur les propriétés physiologiques et la structure des muscles. Arch. de phys., 1872.

DUCHENNE (de Boulogne). — Electrisation localisée, 3e édit., 1872.

NOTTA. — Sur un cas de régénération des nerfs du bras à la suite de leur destruction dans une étendue de cinq centimètres. Arch. gén. de méd., 1872.

LETIÉVANT. — Traité des sections nerveuses, 1873.

WEIR MITCHELL. — Lésions des nerfs et leurs conséquences, trad. par Dastre, 1874.

COSSY et DÉJÉRINE. — Recherches sur la dégénérescence des nerfs séparés de leurs centres nerv. trophiq. Arch. physiol., 1875.

ARLOING et TRIPIER. — Des conditions de la persistance de la sensibilité dans le bout périphérique des nerfs sectionnés. Arch. physiol., 1876.

BAKOWIECKI. — Zur frage von Verwachsen der peripherischen Nerven, 1876.

Poinsot. — Pathologie chirurgicale des nerfs. Diction. Jaccoud, 1877.

J. Renaut. — Anatomie des nerfs. Dict. encyclop. des sc. méd., 1878.

Ranvier. — Leçons sur l'histologie du système nerv., 1878.

Gluck. — Des greffes de tronçons nerveux suivies de rétablissement de la conductibilité. 9e congrès de la Soc. allemande de chirurgie. Berlin, 1880.

Falkenheim. — Zur Lehre von der Nervennalt und der prima intentio nervorum. Kœnigsberg, 1881.

Gluck. — Uber transplantation regeneration und entzundliche neubildung. Arch. für klin. chirurg., 1881.

Johnson. — Contribution à l'étude de la suture et de la transplantation des nerfs. Nordiskt med. Arch., 1882.

Vanlair. — De la régénération des nerfs périphériques par le procédé de la suture tubulaire. Arch. de biologie de Van Beneden, 1882.

Wolberg. — Recherches critiques et expériment. sur la suture et la régénération nerveuses. Deutsche Zeitschrift. f. chirurg., 1883.

Nicaise. — Maladies chirurgicales des nerfs. Encyclop. internat. de chirurgie, 1884.

Chaput. — De la suture nerveuse. Arch. gén. de méd., 1884.

Onimus. — Electrothérapie. Dict. encyc. des sc. méd., 1885.

Vanlair. — Nouvelles recherches expériment. sur la régénération des nerfs. Arch. de van Beneden, 1885.

Paris. — Typ. A. Parent, A. Davy, Succ., imprimeur de la Faculté de médecine, 52, rue Madame et rue Corneille, 3.

www.ingramcontent.com/pod-product-compliance
Ingram Content Group UK Ltd.
Pitfield, Milton Keynes, MK11 3LW, UK
UKHW022107070726
13613UKWH00002B/969